Till Velten

Sprechen über Demenz

Diese Arbeit ist Frau Kirner gewidmet.

Till Velten

Sprechen über Demenz

HERDER

FREIBURG · BASEL · WIEN

Inge Jens
Sonnenstraße

Es muss irgendwann um den ersten Advent 2011 gewesen sein. Frau Hespeler, die Pflegerin meines damals seit Jahren dementen Mannes, kam etwas ratlos zu mir. Sie habe einen Brief erhalten, von einem Künstler aus Freiburg. Er forsche am Theater Freiburg offenbar zum Thema Demenz und habe sie eingeladen, einer Gruppe von Schauspielern – Senioren, die seit Jahren gemeinsam agierten – ein bisschen aus ihrer täglichen Praxis zu erzählen und Fragen zu beantworten. Was sie denn tun solle.

Nun, ich ließ mir zunächst einmal den Brief geben. Er enthielt die sehr freundlich abgefasste Bitte, Frau Hespeler möge sich an einem Adventssonntag in einem schönen Freiburger Café mit der Gruppe treffen, um ein bisschen zu erzählen, wie ihr Tagesablauf – und, natürlich, der des Patienten – denn konkret aussehe, welche vorrangigen Probleme es gebe, ob man allgemeine Aussagen über Lösungsstrategien machen könne und – als Wichtigstes – wie diese denn konkret aussähen. Vor allem über Letzteres hatte Frau Hespeler einige Zeit zuvor in einer von Wieland Backes moderierten und im deutschen Südwesten viel gesehenen Talkshow erzählt, und in Freiburg hatte man offensichtlich interessiert zugehört. Ich merkte, dass die Einladung meine Pflegerin interessierte. Die Betreuung meines Mannes war ihr seit Jahren zunehmend zum Lebensinhalt geworden. Es war ein Glücksfall: Sie mochte ihn, er hing an ihr – eine Symbiose, die auch seine gelegentlichen Ausbrüche heftiger Aggressionen nicht trübten. Die Befragung durch Wieland Backes hatte ihr zudem gezeigt, dass sie gut Rede und Antwort stehen konnte und es auch gern tat. Die Freiburger Anfrage – kein Zweifel – reizte sie. Aber deswegen mitten im Winter die umständliche Reise nach Freiburg auf sich zu nehmen, erschien ihr denn doch unangemessen. Und außerdem: Was sollte aus dem Herrn Jens werden, wenn sie so lange fort wäre?

Also schlug ich ihr vor, die ganze Sache doch einfach umzudrehen, und die Freiburger Gruppe kurzerhand nach Tübingen einzuladen. Sie akzeptierte diese Lösung gern. Ich setzte mich also mit dem Künstler Till Velten in Verbindung, machte meinen

Vorschlag und stieß auf sofortige und vorbehaltlose Zustimmung. Man würde zwei Busse organisieren, mittags abfahren, zum Kaffeetrinken in der Sonnenstraße eintreffen und die Unterhaltung dann eben im Tübinger Wohnzimmer statt in einem Freiburger Café führen. Wenn man abends nicht zu spät zurückfahren könne, müsse es ohne Probleme zu machen sein.

Auch Frau Hespeler war beruhigt und ein paar Tage später machten wir uns gemeinsam an die Planung. Viele Leute in unserem Wohnzimmer unterzubringen, war kein Problem für mich. Es hatten früher oft 30 Studenten den Raum bevölkert. Allerdings saßen die vorwiegend auf Matratzen. Doch Frau Hespeler wusste Rat. Auf ihrem Hof gab's Biertische und Bänke, die man den Erfordernissen des ins Auge gefassten dritten Adventssonntags anpassen konnte. Der Schreibtisch wurde, wie es – um Platz für einen großen Weihnachtsbaum zu schaffen – jedes Jahr geschah, auf den Flur befördert, die Interims-Möbel aufgestellt, die Bänke mit Decken und Kissen belegt, die Tische mit weißem Krepp bedeckt und weihnachtlich mit Tannenzweigen und roten Kerzen geschmückt. Es machte richtig Spaß, den Tisch zu decken. Dann backte Frau Hespeler Berge von Apfel- und Pflaumenkuchen und wir harrten der Dinge, die da kommen sollten.

Mein Mann – auch das stand von vornherein fest – würde an dem Treffen nicht teilnehmen, sondern mit Alois, dem Freund von Frau Hespeler, gut betreut unten in seinem Zimmer bleiben. Er akzeptierte Alois, den ich inzwischen auch offiziell engagiert hatte, weil die Pflege mit der wachsenden Hilfsbedürftigkeit des Kranken schon allein physisch von einer einzigen Person nicht mehr zu leisten war, ohne sich dauernde Gesundheitsschäden zuzuziehen.

Die Freiburger Gruppe traf pünktlich ein und meine Spannung löste sich schnell. Es waren ältere bis alte, mir bereits auf den ersten Blick sympathische, angenehme und zurückhaltende Menschen, Männer und Frauen, die ihren Gastgebern offen und selbstsicher entgegentraten. Frau Hespelers Kuchen fand reißenden Absatz und es entwickelte sich ein interessantes Gespräch. Man befragte sich, erzählte einander von den jeweiligen Tätigkeiten und hörte einander ehrlich interessiert zu. Die Atmosphäre war herzlich und von zurückhaltendem Vertrauen geprägt, die Fragen an Frau Hespeler sehr konkret, aber in keiner Weise aufdringlich oder gar indezent, nicht „drum herum redend", aber nie die Grenze zum Voyeurismus überschreitend. Die ganze Atmosphäre war von einer fast „altmodisch" anmutenden, selbstverständlichen festlichen Stimmung und unaufdringlicher Freundlichkeit geprägt, und mir kam plötzlich der Gedanke, ob es nicht doch möglich wäre, meinen Mann in irgendeiner Form an dieser gleichzeitig gelösten und warmen Stimmung teilhaben zu lassen. Das Risiko war gering: Alois konnte ihn an die offene Flurtüre bringen, und schon da würde sich zeigen, ob er der ungewohnten Situation mit Angst oder aber mit Neugier begegnen oder ob er sie – auch das war denkbar – überhaupt nicht wahrnehmen würde. Ich fragte also meine Gäste, ob es ihnen recht sei, wenn mein Mann zu uns käme. Sie stimmten dem Versuch zu, und Frau Hespeler ging, um Alois beim Heraufbringen zu helfen. Vor dem Wohnzimmer angekommen, stellten sie ihn dann einen Augenblick in die offene Tür, so dass er die zahlreichen Fremden aus einer sicheren Entfernung heraus überhaupt erst einmal wahrnehmen konnte. Doch dieser Vorsichtsmaßnahme hätte es nicht bedurft. Mein Mann war fasziniert von den vielen Menschen, deren Anwesenheit er offenbar spontan auf sich bezog. Er war beglückt von dem Gefühl, plötzlich im Mittelpunkt der Aufmerksamkeit so vieler Menschen zu stehen. Erinnerte er sich an früher? Jedenfalls war er sichtlich angeregt und von bestrickender Freundlichkeit, ja, er zeigte plötzlich Fähigkeiten, die er normalerweise schon längst nicht mehr an den Tag legte und vergessen zu haben schien. Jetzt reagierte er spontan und respondierte situationsgerecht.

Unsere Gäste benahmen sich allerdings auch mustergültig. Sie wendeten ihm keinerlei aufdringliche oder auch nur besondere Aufmerksamkeit zu, sondern bezogen ihn durch ihr eher beiläufiges Interesse und ein völlig normales Maß an Zuwendung ganz selbstverständlich in ihren Kreis ein. Ein mitgereister Clown begann, auch eher beiläufig, ein Weihnachtslied auf seiner Geige zu fideln, die Runde nahm die Anregung leise singend auf. Mein Mann war hingerissen und sagte nur immer wieder: „O, wie schön! Wie ganz wunderbar." Als ich ihm dann erzählte, unsere Gäste kämen aus Freiburg, einer Stadt, die er doch gut kenne, wo er studiert habe und mit Freunden jedes Wochenende zum Wandern auf eine Schwarzwaldhütte gefahren sei, leuchtete sein Gesicht plötzlich ganz hell auf, und als ich ihm dann noch von Helga erzählte: Freiburg, die Stadt, in der er Helga kennen gelernt habe – Helga, seine Braut, mit der er doch immer so vergnügt gewesen sei und mit der gemeinsam er auch den schweren Bombenangriff durchgestanden habe –, schien es einen Augenblick lang, als ob er sich tatsächlich erinnere: „Ja, Helga ... o, meine Helga, mein Helgalein ... o, das war schön." Und dann noch einmal, bekräftigend: „Ja, das war wunderschön." Frau Hespeler und ich schauten uns etwas entgeistert an. Eine so klare Aussage hatte es seit vielen, vielen Monaten nicht mehr gegeben. Auch die Gäste schienen beeindruckt von dieser sehr klaren Artikulation.

Wenig später verabschiedeten sie sich dann. Jeder Besucher gab meinem Mann die Hand und einer von ihnen sagte: „Herr Jens, wir danken Ihnen, dass wir bei Ihnen sein durften." Mein Mann richtete sich auf, schaute ihn freundlich an und erwiderte formvollendet: „Und ich danke Ihnen, dass Sie hier waren." – Ich glaubte zunächst, mich verhört zu haben, aber Frau Hespelers Fassungslosigkeit zeigte mir, dass mein Mann den Satz tatsächlich gesprochen hatte.

Es war, wenn ich mich recht erinnere, das letzte Mal, dass er mit einer solchen Klarheit in einer konventionellen Form antwortete. Im folgenden Jahr nahm seine verbale Reaktionsfähigkeit noch einmal deutlich ab. Allenfalls nachts artikulierte er fragmentarische Sätze – meistens in gebetsähnlicher, ans Vaterunser angelehnter Form.

Aus E-Mail-Gesprächen mit Till Velten weiß ich, dass nicht nur ich, sondern auch unsere einstigen Freiburger Gäste sich immer wieder dieses besonderen Nachmittags erinnern und sich der Künstler seit dem Besuch in Tübingen mit einer ganz anderen Intensität und offensichtlich auch mit veränderter Zielsetzung dem Thema zugewendet hat. Das freut mich, weil ich nach wie vor überzeugt bin: Nur in einer keinem Schema unterworfenen, aktiven und lebenszugewandten Form der Auseinandersetzung mit der Krankheit kann man Möglichkeiten einer angemessenen Pflege finden und der Umwelt unaufdringlich vermitteln, dass auch schwerkranke demente Menschen Menschen bleiben, die mehr Bedürfnisse mit den Gesunden teilen, als diese gern zur Kenntnis nehmen.

Manfred Seiler
Jutta Wangemann
Gastraum

Der spielerische Umgang mit der Zeit ist für die Arbeit Till Veltens wesentlich. Um ein Thema forschend so aufzubrechen, dass es zu einem Kunstwerk oder, wie im vorliegenden Fall, zu einem Kunstbuch wird, geht der Bildende Künstler Wege und Nebenwege. Dabei ist es für ihn eine riskante Unternehmung wie auch eine unbändige Freude, die Neugierde wachzuhalten, zu schauen, zu schürfen, Entdeckungen zu machen und Zufälle zuzulassen, ohne im Vorhinein zu kalkulieren, welche Form seine Arbeit letztlich annehmen wird. Die Geschichte des Buches „Sprechen über Demenz" beginnt mit dem Zusammenkommen verschiedener Impulse: Da war ein Zoodirektor, den Velten nicht mehr rechtzeitig interviewen konnte, bevor dessen Erinnerungen mit der Demenz verschwanden. Da war ein Artikel in der Süddeutschen Zeitung, der unter dem Titel „Das Scheitern der Alzheimer-Forschung" ein Umdenken forderte, das die vielfältigen Formen des Vergessens als gesellschaftliche Realität anerkennt. Da war die große Frage: Aber wie damit umgehen? Und das Bedürfnis, Situationen zu schaffen, in denen Fragen auftauchen und sich anreichern dürfen – weniger zu Antworten, eher zu neuen Fragen und Erfahrungen. Und da war die Verbindung mit einem anderen Akteur der Gegenwartskunst, dem Theater Freiburg, und die Übereinkunft: Der Diskurs um Alter, Erinnerung und Vergessen muss auch mit künstlerischen Mitteln geführt werden, denn er betrifft unser Menschenbild und unsere sozialen Verabredungen.

Gemeinsam mit dem Theater untersuchte Velten zunächst Einzelaspekte des Themas Demenz. Im Format nicht-öffentlicher Tischgespräche – der Einladung zu einer Kaffeetafel – führte er an vier Terminen einen oder mehrere Spezialisten mit der Seniorentheatergruppe „die methusalems" zusammen, die durch ihre biografische Nähe zum Thema Altern, ihre Lebenserfahrung und ihre Empfindsamkeit einen besonderen Resonanzkörper darstellte. Es ging darum, Wissen und persönliche Erfahrungen zu den Begriffen Humor, Zärtlichkeit, Scham und Würde in gemeinsamen, nicht-moderierten Gesprächen zusammenzutragen, die jeweils aufgezeichnet und transkribiert wurden. Im Sichten und

Ordnen dieses Materials für ein weiteres Vorgehen trat deutlich hervor, dass das erste Tischgespräch anders war als die drei folgenden, aus einem einfachen Grund: der Anwesenheit eines Menschen mit Demenz.

Der Besuch in Tübingen, den Inge Jens eingangs schildert, legte für den Künstler die entscheidende Fährte. Als Walter Jens den Raum betrat und sich zu der Tischrunde gesellte, veränderte sich der Aggregatzustand der Begegnung. Es ereignete sich etwas, das sich als Irritation und Einbruch oder als Aufwachen und Öffnung beschreiben lässt. Ein Mensch in seiner Verlorenheit und seinem Vergessen zwischen all den anderen schien plötzlich etwas auszulösen. Velten nahm diese Veränderung sehr genau wahr, sie legte sich in seinem Denken als ein Bild ab. Für den weiteren Verlauf des künstlerischen Prozesses wurde das Wiederauftauchen dieses Bildes insofern wirksam, als ein Projekt ohne Menschen mit Demenz für ihn nun keinen Sinn mehr machte. Die neue Frage lautete: Was ist da genau passiert? Was rühren Menschen mit Demenz in den anderen, den (noch) Nicht-Dementen an?

Till Velten folgte dieser Spur und suchte nach einem Ort, an dem sich zwischenmenschliche Umgangsformen, sprachliche Konventionen und die Sprache selbst in einem Prozess der Verunsicherung, Auflösung, Umwertung und Neuerfindung bewegen. Im Café WOGE im Freiburger Stadtteil Vauban fand er einen solchen Grenzraum, einen informellen, offenen Treff für Menschen mit Demenz, ihre Angehörigen und Interessenten. Jeden zweiten Samstag organisieren hier freiwillig Engagierte in den Räumen eines Gemeindehauses ein zweistündiges Kaffeetrinken – mit einer Konstante: einem gedeckten Kaffeetisch im Zentrum. Ohne die bestehende Struktur und die Abläufe des Café WOGE anzutasten, bespielte Till Velten das Café WOGE an mehreren vorher verabredeten Terminen als „Gastraum“ – einer diskret angelegten künstlerischen Intervention: Dazu lud er Gäste in die Normalität des Cafés ein. Gefragt waren diesmal keine Demenz-Experten, sondern Menschen mit verschiedenem beruflichen Hintergrund: ein Priester, eine Hula-Tänzerin, ein Bestatter, eine Schauspielerin, ein Lichtberater, ein Spukforscher, eine Frisörin, ein Theaterregisseur und eine Stimm- und Sprechtrainerin ... Velten folgte bei der Auswahl seiner Intuition und ging auf Leute zu, denen er mal begegnet war oder denen er während des laufenden Projektes begegnete, auf Leute aus dem Umfeld des Theaters, eigene Wunschgäste oder Empfehlungen von anderen. Die Spielregeln waren: Jeder Gast bringt ein selbstgewähltes Gastgeschenk mit, das komplett zweckfrei, also alles Mögliche sein darf. Es diente als konkreter Anlass für eine Kontaktaufnahme mit unbekannten Tischnachbarn, machte den Gast anders sichtbar und signalisierte die Wechselseitigkeit der Situation. Mit seiner Einladung in den „Gastraum“ verschenkte der Künstler Begegnungen. Er selbst nahm daran nicht teil. Die Ereignisse im Café WOGE wurden nicht dokumentiert. Sie bilden einen von den Gästen aus unterschiedlichen Perspektiven erinnerten gemeinsamen Kern, den der Künstler nach einem gewissen zeitlichen Abstand in Einzelgesprächen mittels Sprache abtastete: Was hat das mit dir gemacht? Die Begegnung und das Gespräch sind etwa seit 2001 das zentrale Medium Till Veltens. Eine Serie von Fotoarbeiten von damals zeigt Menschen aus dem Dienstleistungsbereich an ihrem Arbeitsplatz: die Spitzen- und Posamentenverkäuferin, umrahmt von Stoffen und Zierbändern in ihrem Geschäft in Mulhouse, oder der Schwarzwälder Obstbauer, der bei der Apfelernte in Boxershorts unterwegs ist. Velten fand sie auf Reisen durch Süddeutschland, das Elsass und die Schweiz. Viele Leute, die der Künstler ansprach, um sie für seine Bilder zu gewinnen, konnten zunächst nicht verstehen, weshalb ihr Portrait vor einem für sie alltäglichen, selbstverständlichen Hintergrund in einer Galerie ausgestellt werden sollte. Darum suchte Velten immer wieder das vertrauensvolle Gespräch. In der Ausstellung fanden sich dann neben den großformatigen Fotografien kleine Lautsprecherboxen, die das jeweilige Interview mit dem Porträtierten wiedergaben.

Seitdem praktiziert Till Velten eine Kultur des Fragenstellens, bei welcher der Fokus auf dem Gegenüber liegt. Der Künstler selbst hält sich im Gespräch eher bedeckt. Er betreibt eine Art fragende Selbstvergewisserung – mal vorsichtig und tastend, mal direkt und herausfordernd: Was nehmen Sie wahr? Welchen Plan haben Sie für das Alter? Was ängstigt Sie? Sein künstlerischer Impuls ist dabei eine spezielle Form der Neugierde: Einerseits ist er beharrlich und insistiert, andererseits lässt er sich ein und auf andere Wege bringen. Seine Fragen sind wie Hammer und Meißel, die dabei entstehenden Gespräche die Skulptur. Auch wenn sie die Gestalt gedruckter Dokumente annehmen, ist es ihm wichtig, dass sie ihre raue, ungeschliffene Oberfläche behalten. Denn nur dann bezeugen sie, was sie sind: Begegnungen, die so gelaufen sind, wie sie sind.

Da Till Veltens Projekte die Tendenz haben zu wuchern, fügt dieses Buch dem Gesprächsprojekt „Gastraum 1–9" einige weitere Perspektiven hinzu: Die beiden Gastgeber des WOGE e.V. Regina und Bernhard Kraus unterhalten sich darüber, wie sie in ihrem Alltag einen „Ort ohne Absicht" kultivieren. Der Philosoph Rainer Marten denkt Demenz als „Schule der Endlichkeit". Der Kunstwissenschaftler Konstantin Adamopoulos schaut auf die Demenz als Bild. Und der Künstler selbst reist dem anderen Bild hinterher, das ihn seit dem Besuch in Tübingen nicht losgelassen hat: der Bäuerin, die den Intellektuellen mitnimmt auf ihren Hof.

„Sprechen über Demenz" handelt von unserem Umgang mit dem individuellen und dem gesellschaftlichen Altern, das derzeit kolonisiert ist von unseren Ängsten. Jenseits der Verlusterzählung der Demenz als Abbau intellektueller Funktionen initiiert dieses Buch ein vielstimmiges, vitales Gespräch: Es möchte einen Raum öffnen, in dem die vielen Fragezeichen des Vergessens ebenso Platz haben wie die Anführungszeichen des Erinnerns. Es möchte ermutigen zum Verweilen in der Gegenwart dementiell erkrankter, radikalisierter Persönlichkeiten ebenso wie zum Gestalten von Kulturen der Zwischenmenschlichkeit für eine Zukunft, in der Demenz nicht den gesellschaftlichen Tod bedeutet.

Gastraum 1–9

8. Juni bis 23. November 2013

SPIELREGELN:

– Besuch höchstens zweier Gäste während der öffentlichen Kaffeetafel (ca. 2 h)
– Besucher bringt persönliches Gastgeschenk mit
– Einzelgespräche zwischen Gast und Künstler

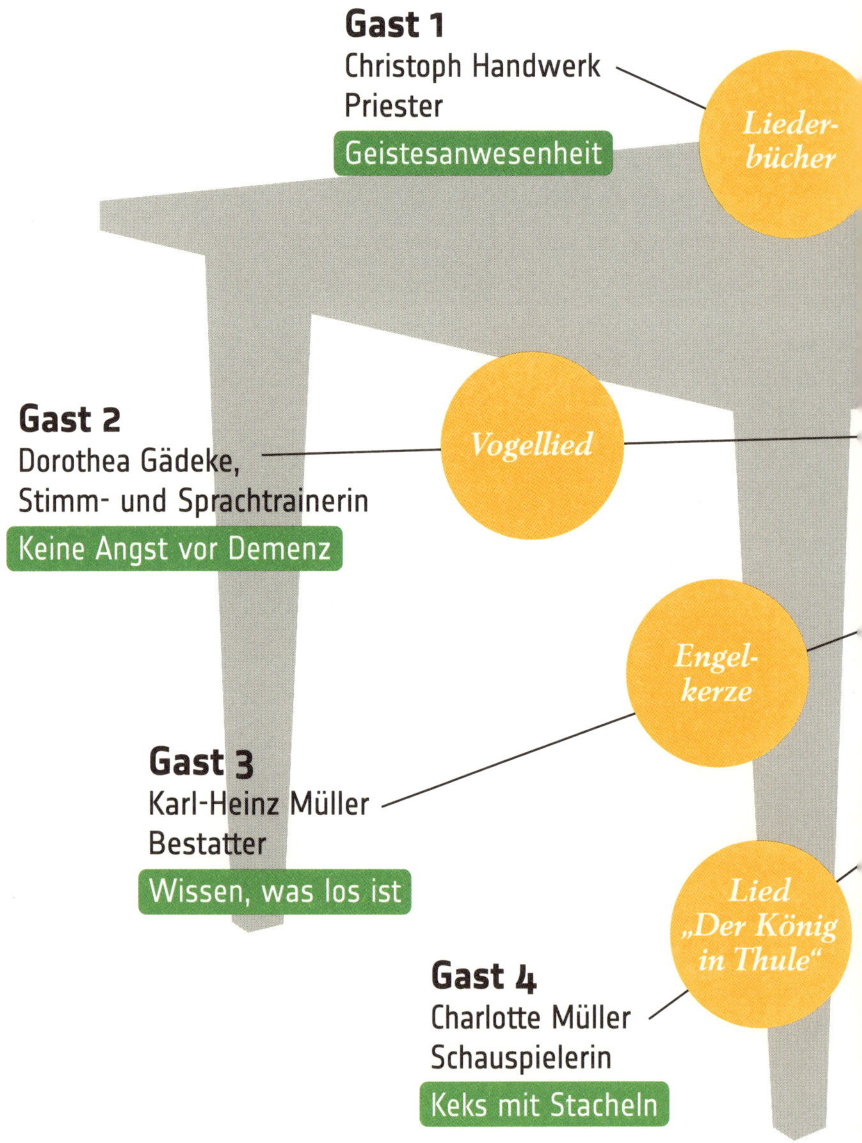

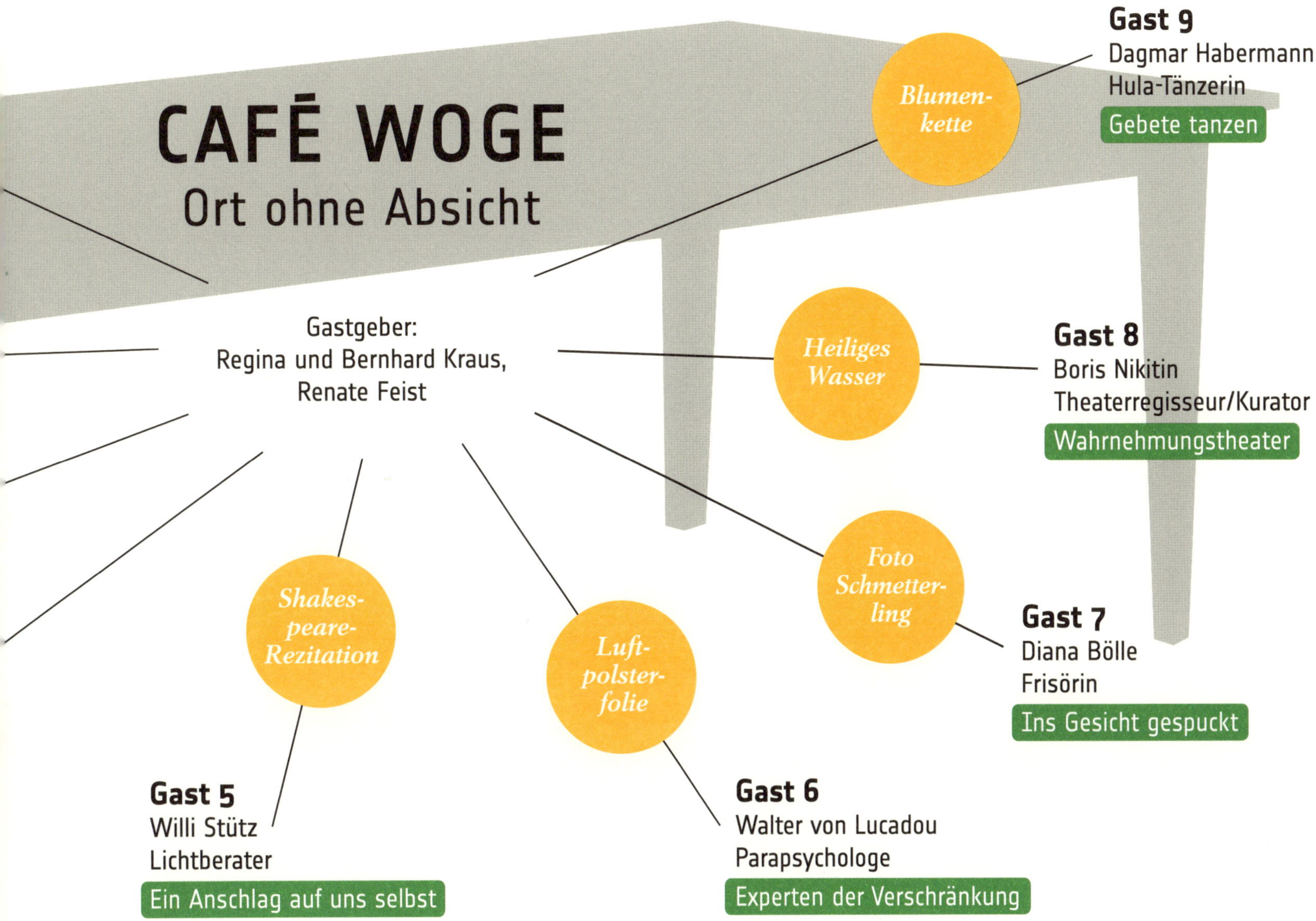
CAFÉ WOGE
Ort ohne Absicht
Gastgeber:
Regina und Bernhard Kraus,
Renate Feist
Blumen-kette
Gast 9
Dagmar Habermann
Hula-Tänzerin
Gebete tanzen
Heiliges Wasser
Gast 8
Boris Nikitin
Theaterregisseur/Kurator
Wahrnehmungstheater
Foto Schmetter-ling
Gast 7
Diana Bölle
Frisörin
Ins Gesicht gespuckt
Shakes-peare-Rezitation
Gast 5
Willi Stütz
Lichtberater
Ein Anschlag auf uns selbst
Luft-polster-folie
Gast 6
Walter von Lucadou
Parapsychologe
Experten der Verschränkung

Gast 1

Christoph Handwerk, Priester

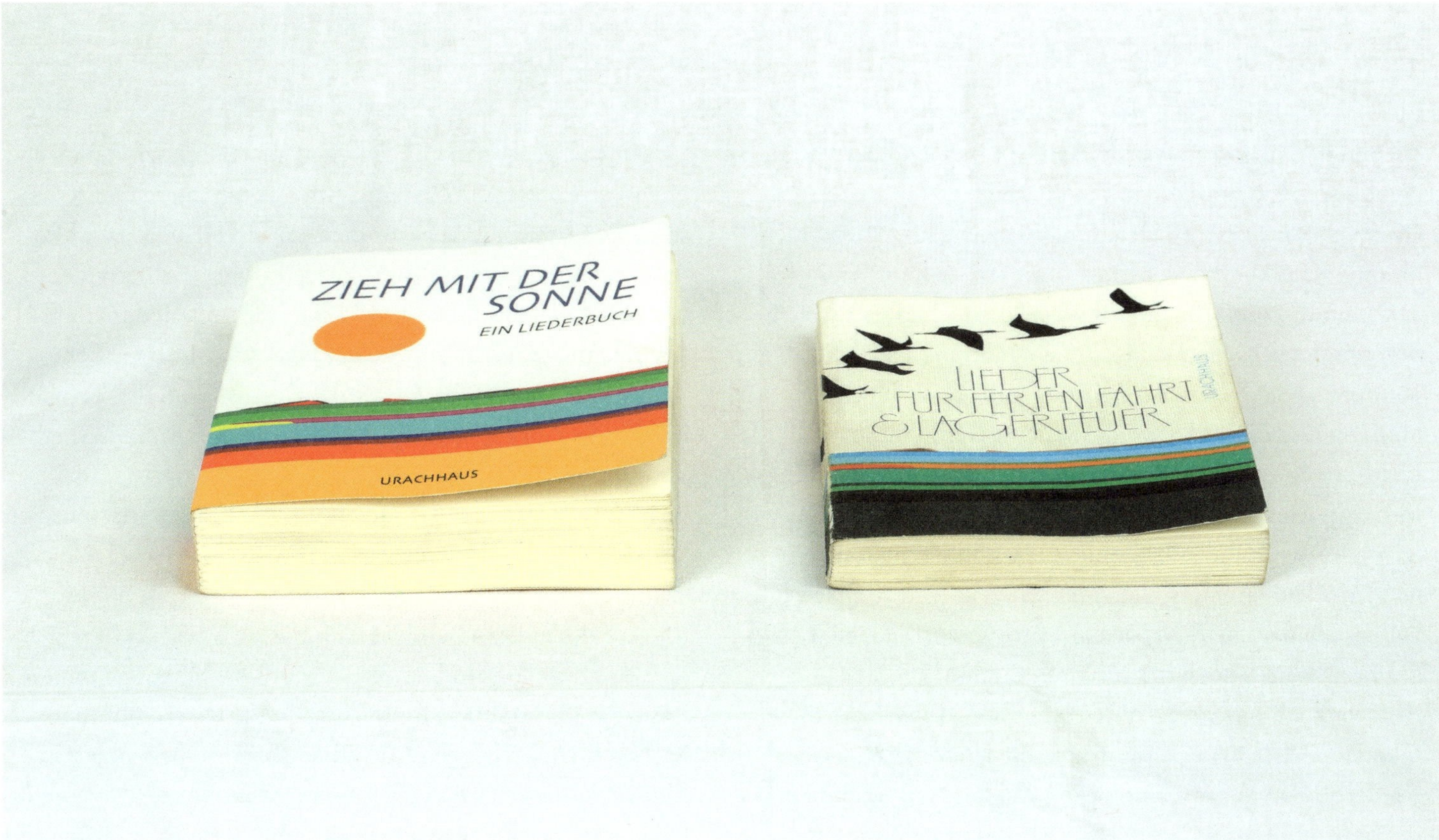

Geistesanwesenheit
Christoph Handwerk
Priester

Till Velten Christoph, was denkst du als Pfarrer der Christengemeinschaft über die Krankheit Demenz?
Christoph Handwerk Zunächst mal würde ich Demenz nicht als eine Krankheit bezeichnen, sondern mehr als ein Erscheinungsbild. Ein allerdings sehr rätselhaftes Erscheinungsbild des Menschseins. Bei einer Krankheit sucht man ja immer danach, dass es ein Ende gibt. Dass man eine Heilung herbeiführt. Und das scheint mir in diesem Fall gar nicht zuzutreffen. Hier muss man mit dieser Erscheinungsform des Menschseins umgehen lernen, muss man sich davon etwas sagen lassen, muss man sich damit konfrontieren. Was bedeutet das, dass Menschen so sein können?
Velten Glaubst du, dass das ein Vortodeszustand ist? Leben die Betroffenen noch mit all ihren Sinnen?
Handwerk Ich hatte sehr unterschiedliche Eindrücke. Bei manchen hatte ich den Eindruck, die sind in ihrem Alter wieder in einem ganz kindhaften Zustand angekommen, der ganz offen und unmittelbar ist und in dem ganz in der Gegenwart reagiert wird. Der hat für mich noch nichts von einem vortodlichen Zustand. Aber es gab auch andere, die schon sehr viel Abgestorbenes in sich haben. Insofern würde ich sagen, es ist ein sehr vielfältig, sehr individuell erscheinendes Bild. Das kann bis dahin gehen, dass man sagen kann, ja, es ist ein Zustand des Abgestorben-Seins.
Velten Was glaubst du, wo ist das Bewusstsein der Betroffenen hin gegangen, abgetaucht? Wo sind sie, wenn sie nicht anwesend sind?
Handwerk Ich habe den Eindruck, dass das Bewusstsein sich ausweitet. Dass in diesem Zustand, wo die Menschen noch ansprechbar sind und reagieren, eine ganz große Weite ist. Auf der andern Seite ist alles das, was wir als Bewusstsein dadurch empfinden, dass wir unsere Vergangenheit und unsere Zukunftspläne in uns bewusst tragen, nicht mehr ansprechbar, nicht mehr abrufbar. Insofern habe ich den Eindruck, dass das Bewusstsein nicht mehr gegriffen werden kann, dass das nicht mehr da ist. Ich würde aber nicht von

einer wirklichen Abwesenheit des Bewusstseins sprechen, sondern nur davon, dass dieses Bewusstsein nicht mehr zugänglich erscheint. Dass wir dazu nicht mehr einen konkreten, über den Leib, über unser Gehirn, über unser Bewusstsein vermittelten Zugang haben. Der Ort des Bewusstseins ist schwer zu lokalisieren.

Velten Wie begegnest du denn so einem Menschen? Ist das schwierig für dich?

Handwerk Es war in diesem Fall kein Problem. Vor allem meine beiden Nachbarinnen an dem Cafétisch, die Betroffene waren, zu denen habe ich einen sehr leichten und sehr herzlichen Bezug bekommen. Sie (lacht) waren sehr zugänglich, sehr offen, haben sich sehr herzlich ausgetauscht. Es war da eine ganz unmittelbare Begegnung möglich. Ein anderer, der am Tisch gegenüber saß, mit dem war es sehr viel schwieriger. Er war sehr schweigsam und hat, glaube ich, in der ganzen Zeit gar nichts gesagt. Der war sehr viel mehr abwesend. Der hat nur ein-, zweimal zu mir hingeschaut und gelächelt. Das war dann ein sehr überraschendes Moment. Aber die Anwesenden, die Begleiter, haben mir das auch so vorgelebt, ein natürliches Draufzugehen und Ernstnehmen und Wahrnehmen. Dem konnte ich mich unmittelbar anschließen.

Velten Du hast vorhin gesagt, für dich ist Demenz keine Krankheit. Aber wenn du einen Begriff suchen würdest... was könnte das sein?

Handwerk Der Begriff Demenz kommt ja daher, dass man die Vorstellung hat, der Geist sei abwesend. Also, diesen Eindruck habe ich nicht. Ich habe den Eindruck von Geistesanwesenheit.

Velten Auch Geistesgegenwart?

Handwerk Geistesgegenwart verbinden wir ja damit, dass der Geist sich auch äußert, und das ist ja nicht der Fall. Also kann man das vielleicht nicht gut sagen. Aber da ist ein Gefühl für die Anwesenheit eines Menschen, und damit auch eines Geistes. Es fällt mir schwer, einen Begriff dafür zu finden, für diese Art, dass dieser Geist sich nicht mehr äußern kann, so wie wir es gewohnt sind...

Velten Hast du irgendeine Idee, wo diese Krankheit wohl herkommt, wenn du auch karmische Überlegungen mit einbeziehst? Warum, glaubst du, erkranken Menschen an dieser seltsamen Form des Menschseins? Was ist das eigentlich? Ist das so wie bei den alten Königen in den Shakespeare-Dramen? Ein Zustand von bewundernswerter Kindlichkeit am Ende des Lebens? Oder ist es schrecklich?

Handwerk Also, ich habe in dem Demenz-Café wahrgenommen, dass es doch auch eigentlich gut ist, dass man so sein kann im Alter, dass man nicht alles noch wissen und wahrnehmen muss, was heute läuft in der Welt und welche Schwierigkeiten man haben kann. Dass dieser kindliche Gegenwartszustand ein glücklicher Zustand sein kann. Wenn ich da Schicksalsbezüge herstellen soll... Es fällt mir schwer, in diesem Zustand eine Kausalität zu sehen, ihn zu betrachten als Folge eines Verhaltens. Als etwas, das die Menschen dazu bringt, diese Krankheit durchzumachen. Ich bin mir nicht sicher, ob man sagen kann, dass das eine Erscheinungsform ist, die sich an einer bestimmten Generation zeigt, weil die oder diese Menschen bestimmte Erlebnisse durchgemacht haben. Viel mehr erstaunt es mich, wie ähnlich mir dieser Zustand dem Zustand erscheint, wenn Menschen vor einem Computer sitzen, von einer medialen, virtuellen Welt aufgesogen. Die nicht anwesend sind, auch wenn man ihnen begegnet in der Straßenbahn und man eigentlich den Eindruck hat, man müsste sich doch als Menschen begrüßen, man müsste sich in die Augen schauen, müsste da eine Wahrnehmung haben, ein Erkennen, da ist mir ein Mensch gegenüber. Das ist interessant, dass das nicht stattfindet und uns vom Phänomen her ganz Ähnliches wie in der Demenz entgegenkommt. Was bedeutet das, dass unsere Zeit so eine Zeit ist, in der wir Menschen so aufwachsen? Hineinwachsen in diese virtuelle Welt, in diese Konfrontation damit, in die Auseinandersetzung damit, in das Einbezogenwerden in diese Welt?

Velten Und damit in gewissem Sinne abgezogen sind von unserer menschlichen, realen Begegnungswelt.

Handwerk Genau. Die Bilder erscheinen mir ähnlich. Will diese Erscheinung uns etwas bewusst machen? Vielleicht das, in was wir hineinwachsen durch unsere Entwicklung? Was uns meistens gar nicht wirklich zu Bewusstsein kommt? Ich frage mich, ob dieses Phänomen des Abgesogen-Seins eine Erscheinung ist, die uns wecken will, damit wir dieses kostbare Element der unmittelbaren Begegnung uns zu Bewusstsein bringen und dann auch anders mit den Zeiterscheinungen umgehen lernen.

Velten Hast du persönlich eine Berührung mit Demenz? In deiner Familie oder deiner Verwandtschaft?

Handwerk In meiner Familie noch nicht. In der Verwandtschaft auch nicht. In der Gemeinde hatte und habe ich schon einige Bezüge zu Menschen, die betroffen waren oder sind. Einer hat mich besonders beeindruckt, der sehr lange noch in unsere Gottesdienste kam und der offensichtlich ganz eintauchen konnte, obwohl er sonst schon aus seinem alltäglichen Leben recht ausgetaucht war. Dieser Mensch konnte ganz eintauchen in die vertrauten Worte, in die vertrauten Handlungen. Eines meiner stärksten Erlebnisse hatte ich mit einer Frau, die, kurz bevor sie starb, als ich ihr die letzte Ölung brachte, als ich das Gebet, das Vaterunser sprach und alle den Eindruck hatten, sie ist weder anwesend noch kann sie sprechen, geschweige denn etwas Vernünftiges zum Ausdruck bringen, die dann in dieses Vaterunser eingestimmt und von vorne bis zum Schluss mitgebetet hat. Da hatte ich den Eindruck, man kommt in eine Schicht von Anwesenheit, die unterhalb oder oberhalb dessen liegt, was wir sonst als seelische Anwesenheit wahrnehmen.

Velten Du meinst also, dass für Demenzkranke eine Teilnahme an einer Messe möglich ist?

Handwerk Möglich ja, wenn sie damit gelebt haben und insofern da etwas Vertrautes wiederfinden. Wenn sie erst im dementen Zustand damit in Berührung kommen, vermute ich, dass ein solches Erleben nicht eintreten würde, kein Eintauchen stattfände.

Velten Du denkst dabei auch an die Heilige Kommunion?

Handwerk Ja, in diesem Fall, mit dieser Frau, ist das gegangen. Das ging erstaunlich weit. Natürlich mit Hilfe, ihre Begleiterin hat sie immer am Arm genommen und mit an den Altar. Aber sie hat die Kommunion mit unglaublicher Dankbarkeit aufgenommen und hat auch jedes Mal laut ein Danke gesprochen, wenn sie die Hostie und den Wein empfangen hat. Es war möglich und, ich glaube, ein Erlebnis für sie.

Velten Wie viele solcher Fälle einer dementiellen Veränderung gibt es bei dir in der Gemeinde?

Handwerk Das sind viele. Aber es sind nicht viele, die die Gelegenheit haben, nochmal am Gemeindeleben teilzunehmen. Da fehlt die Hilfe.

Velten Wirst du als Pfarrer noch gewünscht unter diesen Umständen?

Handwerk Ja, oft sind Besuche gewünscht. Sie sind oft mit dem Wunsch verbunden, dass etwas gesprochen wird, woran diese Menschen noch anknüpfen können. Dass zum Beispiel gesungen wird. Weil die Hilflosigkeit der Begleiter verständlicherweise doch oft da ist.

Velten Hast du selbst Angst vor der Krankheit?

Handwerk Dass sie mich betreffen könnte?

Velten Ja.

Handwerk Angst kann ich nicht sagen. Es ist ähnlich wie mit anderen schweren Krankheiten auch. Es ist eigentlich eine Mischung, weil ich auf der einen Seite den Eindruck habe, es ist etwas Überpersönliches. Etwas, das immer mehr Menschen betrifft. Und da ist es schwierig, zu sagen, das ist ein ganz persönliches Schicksal. Aber auf der anderen Seite habe ich auch den Eindruck, dass es nicht vollständig unabhängig vom persönlichen Schicksal ist. Dass es einen nicht einfach so aus heiterem Himmel trifft, ohne dass es eine Verbindung hätte zum eigenen Schicksal. Ich versuche so zu leben, dass ich dieses persönliche Schicksal, das, was mir zukommt, dass ich das annehme und bejahe. Da hat Angst gar keinen Sinn. Jedenfalls soweit ich das bisher durchfühlen und durchleben konnte mit meinem Zugehen auf das Leben in seinen Möglichkeiten. Und damit, dass mir das zur Verfügung stand und steht – auch mein Leib mir, meine Kräfte, meine Gesundheit. Dadurch ist diese Angst noch nicht da.

Velten Hast du eine Vision, wie du selbst im Alter leben möchtest?

Handwerk Ich wünsche mir sehr, dass es möglich ist, dass das, was ich gelebt habe, mich im Alter noch begleitet. Vor allem die Menschen, mit denen ich im Leben verbunden war und bin. Dass da keine Absonderung stattfinden muss aus einem gesundheitlichen Zustand heraus. Dass also eine Einbettung, eine Beheimatung weiter möglich ist. Obwohl ich auch hoffe, dass es mir gelingt, durch mein ganzes Arbeiten, durch meine Beschäftigung mit der geistigen Welt, dass ich im Alter möglicherweise immer stärker eine Beheimatung auch in einer übergeordneten Welt finden und empfinden kann.

Velten Was hast du als Gastgeschenk mitgebracht in die WOGE?

Handwerk Als Gastgeschenk hatte ich eine Evangelienlesung und ein Lied vorbereitet. Ich hatte das am Anfang angekündigt, aber auch mit der Offenheit, dass es irgendein anderes Lied sein könnte. Ich hatte den Eindruck, dass die Menschen auf dieses Lied angesprochen haben, aber auf die Lesung des Evangeliums nicht mehr so zugegriffen wurde. Und dann habe ich das auch nicht gelesen. Ich wollte das Gespräch des Christus mit der Samariterin am Brunnen vorlesen. Dieses Gespräch nimmt immer wieder so überraschende Wendungen, mit denen man der normalen Logik nach gar nicht rechnet. Aber dieses Gespräch führt dahin, dass eine Ich-Begegnung stattfindet. Im Grunde eine Selbstoffenbarung des Christus. Ich hatte mir das so vorgestellt, dass es etwas Anregendes sein könnte, darüber zu sprechen. Was ist denn unsere Sehnsucht in einem Gespräch, in einer Begegnung? Wohin führt das? Und was geschieht, wenn das nicht eintritt? Wenn diese Begegnung, dieses von Ich zu Ich, dieses Aufwachen zueinander, wenn das nicht stattfindet? Aber dann haben wir zusammen gesungen, das Lied „Am Brunnen vor dem Tore“. Und über meine Nachbarin am Tisch, die alle Kirchenlieder auswendig kennt und die zweite Stimme dazu singt und alle Verse dazu in sich trägt, kamen wir dann dazu, „Großer Gott, wir loben dich“ zu singen. Also ein Kirchenlied. Und sie konnte tatsächlich mit ganz reiner Terzenbegleitung die zweite Stimme dazu singen und kannte den Text vollständig. Besser als die Begleiter, als die anderen Erwachsenen, die dabei waren. Den Text, den hat sie in sich getragen.

Velten Christoph, ich danke dir für dieses Gespräch.

Handwerk Gerne.

Gast 2

Dorothea Gädeke, Stimm- und Sprachtrainerin

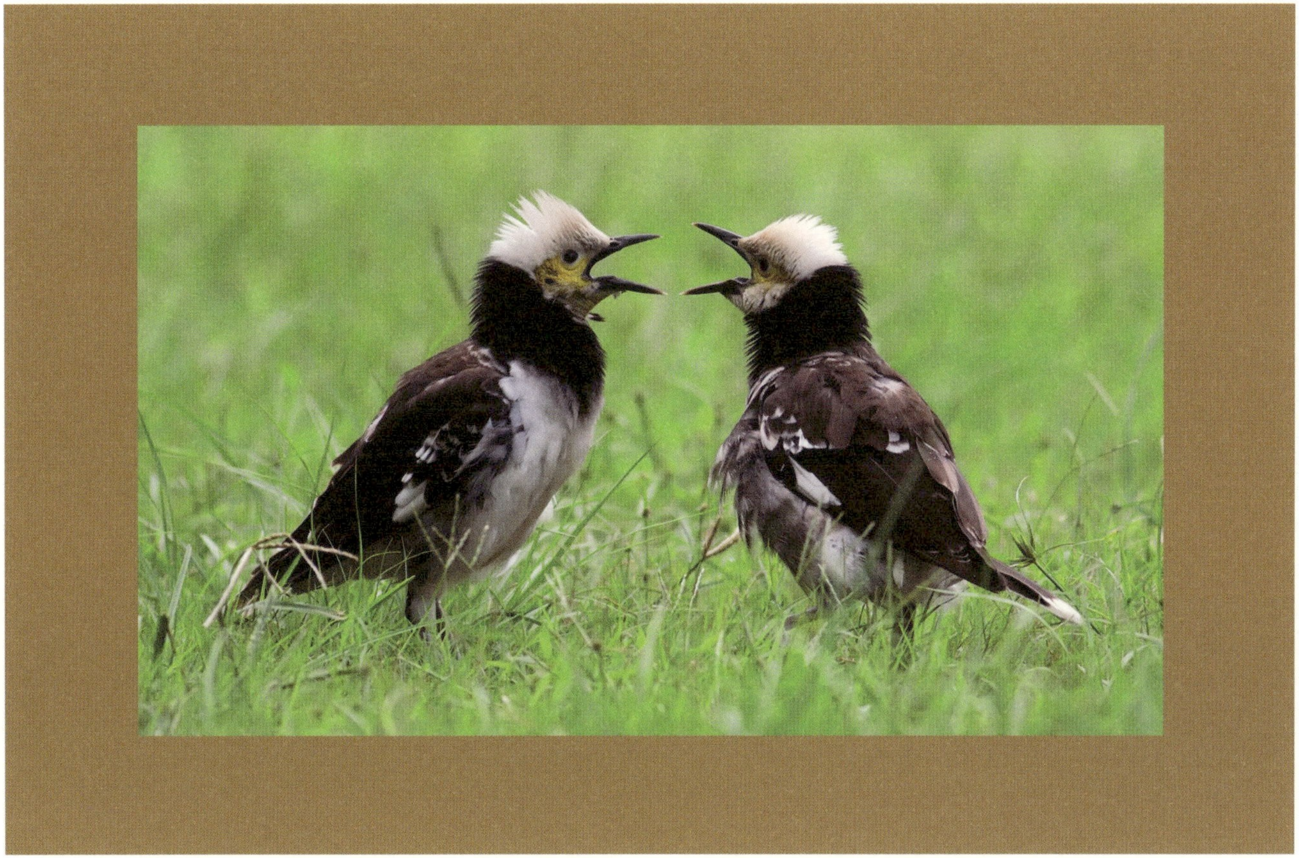

Keine Angst vor Demenz
Dorothea Gädeke
Stimm- und Sprachtrainerin

Till Velten Dorothea, du schreibst auf deiner Homepage, dass du gerne Vogelforscherin oder Schlagersängerin geworden wärst, und du sagst, dass du das heute doch auch irgendwie bist. Kannst du mir beschreiben, was du unter Vogelforscherin und Schlagersängerin genau verstehst?
Dorothea Gädeke Ich habe gesagt, im Wesentlichen bin ich dabei geblieben... Schlagersänger und Vögel haben ja eine große Gemeinsamkeit. Ich habe als Kind passioniert Radio gehört. Wir hatten einen Radioapparat, einen Kasten, der einen halben Meter in die Tiefe ging und der eine wabernde Stoffwand hatte. Ich habe mich da reinsaugen lassen. Hinten waren kleine bunte Glühlampen, ich dachte immer, das sind die Sänger, man muss sie unheimlich sorgfältig behandeln, nicht stören, die dürfen nicht wissen, dass man weiß, dass sie da sind, damit sie in Ruhe singen können. Ich glaube, ich habe seit meinem vierten Lebensjahr die Hitparaden rauf und runter gehört. Wir hatten früh Beatles- und Stones-Platten, meine Mutter hatte Frank Zappa...
Velten Deine Eltern haben junge Musik gehört.
Gädeke Ja, meine Mutter mochte sehr die Beatles. Sie mochte auch klassische Musik. Sie wurden beide 1919 geboren, aber Frank Zappa fand sie wegen der Texte super.
Velten Was sind deine Eltern denn von Beruf?
Gädeke Meine Mutter war Übersetzerin, Französisch und Spanisch, hat aber den Beruf aufgegeben. Und mein Vater war Kinderarzt.
Velten Und wo hast du gelebt? Wo bist du groß geworden?
Gädeke Nicht weit von hier, in Staufen, zwanzig Kilometer von hier. Diese Musikjahre, diese Kindermusikjahre... Ich durfte hören, so viel ich wollte, und dann hatten wir ein Au-Pair-Mädchen, das uns mit den frühesten Stones- und Beatles-Liedern fütterte. Wir hatten einfach immer gute Musik im Haus. Ja, und die Vögel... Weil ich auf dem Land aufgewachsen bin, ungefähr fünf Meter vom Schwarzwald, bin ich sehr oft allein rausgegangen, habe mich in den Wald gelegt und den Vogelstimmen stundenlang zugehört und

versucht, sie zu imitieren. Meine ersten freiwilligen Bilder und Aufsätze sind alle über Vögel. Ich war sicher, ich würde Vogelforscherin werden. Bin ich aber nicht geworden.

Velten Warum nicht?

Gädeke So was verspielt sich. Ich wollte selbst auf die Bühne, und ich war dann auch fünfundzwanzig Jahre lang Schauspielerin. Aber dieses genaue Zuhören ... Da trifft es sich wieder, da bin ich im Wesentlichen bei geblieben. Ich diagnostiziere über das Zuhören, ich arbeite jetzt als Stimmtherapeutin im Institut für Musikermedizin. Gut, da gibt es die bildgebenden Verfahren, die genaue Momentaufnahmen des Gewebes und der Schwingungen der Stimmlippen zeigen, aber eigentlich glaube ich, geht nichts über das menschliche Ohr in der Wahrnehmung.

Velten Als du jetzt in diesem Café WOGE warst, was hast du da gehört?

Gädeke Was habe ich dort gehört ... Vieles. Vor allem eine Atmosphäre von ... Ich habe mich mindestens so sehr für die Familienangehörigen und Betreuer interessiert wie für die Dementen ...

Velten ... Betroffenen ...

Gädeke Betroffenen klingt immer so blöd. Ich finde Demenz nicht so schlimm. Meine Mutter war dement über viele Jahre, und ich habe die Demenz kennen gelernt als etwas äußerst Individuelles. Etwas, das eine Menge Klugheit besitzt, Schlauheit und Strategie und auch eine große Fähigkeit, sich abzuschotten. Ich sehe das nicht nur als einen Fluch, sondern auch als eine Entwicklung. Für mich ist es kein Furchtbild. So habe ich auch die Leute in der Woge wahrgenommen. Dieser breite Pinsel des Begriffs Demenz lässt sehr wenige Feinheiten stehen, die aber in Wirklichkeit da sind. Die Personen waren sehr unterschiedlich, und was ich wahrgenommen habe, war, dass ich den Eindruck hatte, die Betreuer sind ein bisschen überprotektiv. Total lieb, und auch das Projekt finde ich toll im Prinzip, aber ich habe ein Unter-der-Decke-Halten von Ausrutschern und von Aggressionen wahrgenommen. Ich hatte den Eindruck, die Leute dort werden ein bisschen infantilisiert. Eine erwachsene Frau, die ein Leben hinter sich hat mit achtzig Jahren, die muss jetzt nicht mit Playmobilmännchen spielen.

Velten Du arbeitest mit Texten. Findest du es wichtig, dass Menschen Texte rezitieren?

Gädeke Wenn, dann bestimmt nicht programmatisch.

Velten Was glaubst du, wird durch eine Rezitation gestärkt beim Menschen?

Gädeke Lyrik ist genau komponiert. Das ist viel genauer und reichhaltiger geschrieben als ein Artikel, den man eben mal ... Was man so an der Journalistenschule lernt. Acht Worte, Satz, Punkt. So: „Ich sag mal, Punkt“. Lyrik kommt ursprünglich aus der Musik. Das ist Rhythmus, das sind Sprachbilder, Verdichtung. Eine kurze Form, sie lässt viel Raum für die Fantasie, sich zu entfalten; man hat als Individuum, das Lyrik liest, wie eine Art ... Wie heißen diese Blumen? Oder wie ein Marshmallow, das auseinanderquillt ...

Man kann wahnsinnig breit werden in seiner Interpretation, in seiner Bildwelt, wenn man sich angesprochen fühlt.

Velten Ist Sprache für dich denn auch etwas Plastisches, hat sie ein Volumen?

Gädeke Absolut, ja. Dreidimensional, ja.

Velten Wie siehst du das…

Gädeke Man könnte eher sagen, wie empfindest du das. Die Sprache hat viele verschiedene Schichten. Einmal ist da die Bedeutungsebene, das ist der kleinste gemeinsame Nenner. Meinen wir wirklich so ungefähr das? Dann hat sie eine musikalische Ebene. Und dann hat sie eine Schwingungsebene. Gehen wir jetzt nur mal vom Deutschen aus: die Laute der deutschen Sprache – es gibt klingende Elemente, die Vibration erzeugen, Vokale, die unterschiedliche Sitze haben. Der Körper schwingt an verschiedenen Stellen, hat Resonanzräume. Und in dem Moment, wo man darauf achtet… Wenn ich „hmm" mache und ich merke nebenbei, dass mein ganzes Gesicht, mein Hals, mein Nacken vibrieren. Du kriegst ja mit, ob jemand ganz zurückverlagert „hmm" macht oder ob es jemand extrem klingend macht, so wie es in den zwanziger Jahren Mode war. Oder heute, wo die Schauspieler eher so sprechen, wie man es in der DDR-Schauspielschule gelernt hat: „Sprache soll fließen und nicht an die Möbel stoßen" – völlig unterschiedliche Konzepte.

Velten Was ist der Unterschied, wenn ein Priester spricht und wenn ein Schauspieler spricht… Wie kannst du das schulen?

Gädeke Erstmal gibt es viele unterschiedliche Arten zu sprechen. Ich arbeite mit jungen Menschen, die noch ganz frisch sind. Sie kommen vom Büro oder von der Schule oder waren auf Weltreise und haben sich mit den klanglichen, körperlichen Aspekten der Sprache meistens gar nicht beschäftigt, sondern wenn, dann kämpfen sie mit Inhalten und Konzepten. Was ich versuche, etwas, das ich anbiete, ist Sprache mit Körperschwingung zusammenzubringen. Beziehungsweise das geschieht sowieso schon, ist ja schon da, aber ich meine, die Sinne dafür zu öffnen. Alles hat auch damit zu tun, was für eine Beziehung sie zum Material, also zum Text, haben. Wenn du Material hast, mit dem du dich verbindest, für das du eine Leidenschaft hast, wirst du anders sprechen als einen Text, den du trocken oder theoretisch oder uninteressant findest.

Velten Und haben sie eine Leidenschaft für die Texte, die sie sprechen?

Gädeke Das kommt darauf an. Ich sage ihnen oft, sie sollen ihre eigenen Schätzchen mitbringen. Ich habe auch viel im Angebot, weil ich wahnsinnig viele Texte habe und kenne und liebe. Ich habe ein großes Angebot, was ich auf die Person hin geben kann. Ich denke, das könnte vielleicht so eine Art Appetizer sein.

Velten Und was bringen sie selber mit?

Gädeke Zum Beispiel hat heute einer das Hohelied des Salomon mitgebracht, was ja ein besonders schöner Text ist. Einer hat mal ein Fußballheftchen mitgebracht. Auch ok. Aus Frankfurt war er, FC something, ich hab's vergessen…

Ich selber bringe oft Lyrik mit. Und was ich sehr liebe, ist an verschiedenen Übersetzungen ein und desselben Textes zu arbeiten, um die Relativität der Begriffe zu sehen. Zum Beispiel Psalmenübertragungen, es gibt vier, fünf verschiedene, das ist sehr interessant. Was bringe ich den Priestern bei? Was ich möchte, ist, dass sie eine persönliche Sprache sprechen; nicht eine, die auf einem, wie sagt man dazu... inneren Pakt beruht, es wird alles gut.

Velten Meinst du denn, man kann so sprechen – ich bin da jetzt mal provokant –, dass da der Heilige Geist in die Sprache schlüpft und die Sprache zu einem Transportmittel wird für so etwas?

Gädeke Ich kenne mich jetzt nicht so aus (lacht) mit dem Heiligen Geist, aber ich glaube, wenn jemand authentisch ist...

Velten ...dann spricht der immer mit...

Gädeke Würde ich sagen.

Velten Im Priesterseminar der Christengemeinschaft sagen sie: Ihr müsst so sprechen, dass die Sprache ein Gefäß für außerirdische Wesen wird...

Gädeke Das ist natürlich nahezu unerfüllbar.

Velten Ja.

Gädeke Das finde ich ein bisschen abgekoppelt oder sehr dualistisch gedacht, denn wenn du als Sprecher authentisch bist, dann ist automatisch dabei, was Heiliger Geist oder wie auch immer genannt wird.

Velten Und glaubst du denn, dass auswendig gelernte Verse auch eine Übung sind, um dieser Demenzerkrankung vorzubeugen?

Gädeke Ich habe keine Ahnung... Es heißt ja, das, was man sehr früh in der Kindheit gelernt hat... Die Leute, die jetzt altersmäßig dement sind, waren ja noch in einer Tradition des Gedichte-auswendig-Lernens. Oftmals widerwillig, sie mussten es halt, und diese Sachen bleiben ja. Kinderverse, Lieder bleiben – sagen wir mal – eine Tradition der mündlichen Übermittlung, wie das die alten Griechen hatten, die sich einfach daran gewöhnt hatten, lange Texte auswendig zu lernen, die teilweise mit akustischen und optischen Eindrücken der Umgebung gekoppelt wurden... Ja, ich glaube schon, dass das möglich ist, dass es eine Sinnesvielfalt reizt. Auswendiglernen heißt ja, sich intensiv mit etwas zu befassen.

Velten Wenn du jetzt die Möglichkeit hättest, mit den Bewohnern der WOGE etwas zu machen, was würdest du vorschlagen?

Gädeke Ich glaube, ich würde die ganzen Tische und die Bänke und den Kuchen und die Spiele und das Kinderzeugs wegräumen. Ich würde den Raum leer machen und würde ein Klavier reinstellen und würde mit ihnen Lieder erfinden. Oder Töne, noch gar nicht mal unbedingt Lieder.

Velten Geht das alle zwei Wochen oder ist das ein einmaliges Event? Alle haben so tolle Ideen für die WOGE, und wenn ich mir vorstelle, dass müsste man jede Woche machen...

Gädeke Realistisch gesehen, könnte ich das maximal einmal im Monat tun. Ich arbeite an vielen Baustellen, es ist für mich viel, zwei oder drei Stunden rauszunehmen. Aber ich meine jetzt allgemein – ich würde diese Schutzmaßnahmen weg tun und einen großen Bewegungsraum schaffen.

Velten Also, dass sie auch rumgehen könnten.

Gädeke Natürlich. Wenn ich immer Kuchen essen müsste... Der Kuchen war total gut, ich hab viel gegessen; aber diese Vereinbarung, man kommt zusammen und isst Kuchen und dann sind wir kreativ, die würde ich schon mal zeitlich aufbrechen. Manchmal dachte ich bei diesen Frauen und Männern – es waren ja hauptsächlich Frauen, die als dement galten –, dass sie auch ein Stück mitspielen. Ich dachte mir, hmm, wie sehr sagen sie sich im Innern, och, jetzt mach ich ihnen mal diese Nummer? Ich habe große Sympathie für diese Art von Schlauheit, das meine ich jetzt nicht abwertend. Sondern ich hätte es verstanden, wenn sie sagen, jetzt spiele ich die Frau, die immer den Bär an ihre Brust hält oder seltsam mit ihren Blicken herumirrt, aber ich denke mir meinen Teil, ich denke, mein Gott, die glauben mir die Nummer, die halten mich für doof.

Velten Was ist dir denn noch aufgefallen in der WOGE? Was ist dir als Wahrnehmung, als Volumen oder als Körper dort entgegengekommen?

Gädeke Als Körper? Wie gesagt, ich hatte das Gefühl, der Tisch war total dominant, und dann saß man da – Sitzen ist ja ein bisschen auch immer geduckt sein, klein sein oder bedürftig sein, du musst deinen Hintern anstützen, du lehnst dich an, du musst dich aufstützen. Mehrere Frauen haben das einfach nicht gemacht; eine Frau ist immer um den Tisch herum gegangen, der Mann ist auch aufgestanden, ist in die Ecken gegangen. Diese soziale Vereinbarung, wir sitzen am Tisch und sind gut zueinander, die hätte ich gerne aufgebrochen. Ich hätte mir viel mehr vorstellen können – dass da irgendwo ein Buffet mit Kuchen gestanden hätte, dass man hätte rumlaufen können, sich bewegen, durch den Raum trippeln oder sich hinlegen oder springen. Sie waren ja alle körperlich noch wahnsinnig dabei. Gut, vielleicht ein, zwei Leute waren mit Rollator zugange und der Mann konnte nur ganz kleine Schritte machen, aber einige... Die älteste Frau war total fit. Körperlich. Ich hätte es nicht schlecht gefunden, wenn wir den Betreuern „Guten Tag" gesagt hätten und dann vielleicht einer noch da geblieben wäre und die anderen wären gegangen.

Velten Die haben natürlich Angst. Da passieren schon mal Dinge... Dass sie einfach weglaufen, zum Beispiel.

Gädeke Ja, ja, das ist mir klar, sie waren wirklich auch schützend, ich verstehe sie auch, weil ich ja selber weiß, wie es ist, Verwandte schützen zu müssen, weil sie sich selber nicht mehr schützen können. Aber ich hatte das Gefühl, sie sind sehr... sie betreuen sehr, sehr besorgt. Mein Hauptfokus wäre, ihnen Töne zu geben, mit großen Bewegungen, mit dem Klavier... und mit Tönen, mit Lauten, Rumschreien und Stottern versuchen, was kann man alles mit Laut und Körper zusammen machen.

Velten Kennst du die Eurythmie in den Waldorfschulen?
Gädeke Ja, das ist aber sehr, sehr, sehr geformt. Ich finde es interessanter, zu schauen, was aus dem Moment kommt, ein bisschen wie *action painting*...
Velten Das ist aber schon lange vorbei, *action painting.*
Gädeke Ja und? Das war in den Siebziger Jahren oder in den Sechzigern, aber ich finde es immer noch schön, wenn ich ein Bild von Jackson Pollock sehe, dann denke ich mir, der hat... klack... Das gefällt mir immer noch...
Velten Das ist eine Geste, und wenn du dann so einen Rothko daneben siehst, das ist doch auch eine Art von Malerei, die eine Überzeugung hat.
Gädeke Natürlich, ich sage ja nicht entweder-oder. Ich war neulich in der Fondation Beyeler, da hängen einige van Goghs, ich war zu Tränen gerührt, als ich mal nah ran ging und sah, wie dick er gearbeitet hat. Dieses Bild war dreidimensional, kreisende Sterne, wilde Energie...
Velten Caféterrasse am Abend...
Gädeke Es strahlt sehr hell, obwohl man sieht, es ist in der Nacht, aber er hat Energie ausgedrückt durch Bewegung... auch wie dick er die Farbe genommen hat... Eine ragte heraus, ein Farbberg. Ich weiß nicht, wie lange der brauchte, um zu trocknen, er sah aus, als könnte man so machen und dann wird es weich. Dadurch sprach das Bild eine absolut gegenwärtige Sprache, dadurch hat es die Bewegung des Malers..., wie pastos er die Farbe gedacht hat, wie innerlich pastos... man sah die Eingeweide des Malers darin.
Velten Glaubst du denn, man kann mit den Bewohnern der WOGE malen, auch so dick und pastös?
Gädeke Ich glaube schon – wobei, das gäbe dann natürlich wieder das Ding von wegen Farbe und Saubermachen... Zum Schutz der Angehörigen. (lacht) Und vielleicht würden sie die Farben auch in den Mund nehmen, denn sie riechen gut und sehen schmackhaft aus. Das müsste man schauen, wie weit man geht, aber ich könnte es mir vorstellen.
Velten Warum hat das jetzt bei deinem Besuch nicht stattgefunden?
Gädeke Da war diese feste Form, und ich wollte erst mal schauen, was läuft hier. Nicht gleich etwas über die Situation drüberstülpen, was ich ehrlich gesagt auch die richtige Art und Weise finde, in einer neuen Situation anzukommen. Ich hätte mich mehr durchsetzen müssen. Bei einem zweiten Besuch hätte ich das wahrscheinlich gemacht.
Velten Meinst du, es wäre sinnvoll, wenn die Gäste immer zweimal kämen? Einmal zum Kennenlernen und ein anderes Mal zum Handeln?
Gädeke Das wäre schon interessant, ja.
Velten Noch ein Schlusswort?
Gädeke Ich finde nicht die Demenz bedrückend. Ich habe bei meiner Mutter und anderen Menschen, die ich kenne, ein großes Freiheitsbedürfnis in der Demenz entdeckt und große Poesie. Aber ich glaube, wir haben noch nicht gelernt, mit den unendlich unterschiedlichen Spielformen der Demenz umzugehen. Wir Nicht-Dementen sind da nicht flexibel.

Oder wir haben dieses Richtig-Falsch-Denken. Ich glaube wirklich, in der Demenz liegt auch eine große, große Poesie und eine Art Freiheit. Wenn ich eine Botschaft hätte…: Keine Angst vor Demenz. Ich habe wahrgenommen, dass Demenz ein guter Schutzmantel sein kann, unter dem man sich plötzlich viele Dinge erlauben kann, die man sich vorher sozial nicht zugestanden hat. Ich habe eine Theorie über Demenz. Meine Theorie ist, dass wir, also vor allem wir Frauen, die jetzt so mittelalt sind... dass weniger von uns dement werden, weil wir die Fünfzigerjahre nicht erlebt haben, weil wir viel mehr Möglichkeiten hatten, viel mehr streiten. Weil wir mehr Chancen haben, mehr Selbstbestimmung. Die Demenz ist – das ist eine Theorie von mir – auch eine Generationserscheinung, eine soziologische Äußerung.

Velten Ich danke dir für das Gespräch, danke.

Gast 3

Karl Heinz Müller, Bestatter

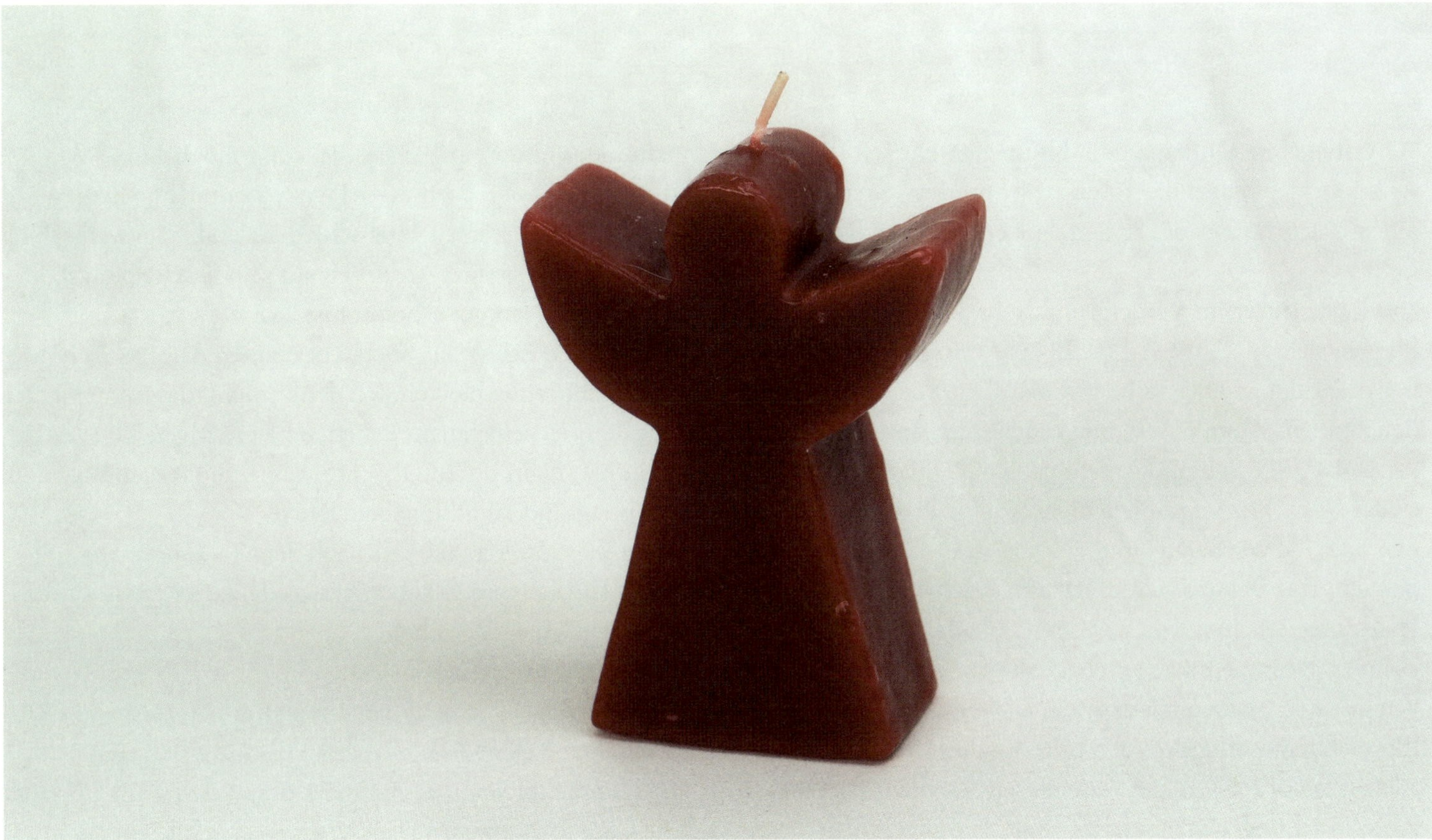

Gastgeschenk: Engelkerze

Wissen, was los ist
Karl-Heinz Müller
Bestatter

Till Velten Herr Müller, Sie sind Bestatter, ein Teil Ihrer Arbeit besteht darin die Toten zu schminken. Sie richten einen Leichnam wieder so her, dass er wie lebendig aussieht…

Karl-Heinz Müller Im Vordergrund steht dabei, dass die Angehörigen sich durch die Arbeit, die wir mit und am Verstorbenen leisten, in aller Ruhe von den Gestorbenen verabschieden können. Wenn es sein muss auch über längere Zeit.

Velten Ist diese Schminke nicht auch eine Lüge?

Müller Nein. Wir schminken nicht wie im Theater rote Lippen oder so. Wir benutzen Präparate, die wir auch Schminke nennen, aber bei uns geht es darum, die Strukturen der Haut so zu erhalten, wie sie beim Lebenden sind. Uns geht es nicht darum, ein Lächeln herzustellen.

Velten Ist das nicht auch so etwas wie ein schöner Schein? Ein Leichnam verändert sich ja im Laufe von drei, vier Tagen.

Müller Das ist richtig. Der verändert sich trotzdem. Aber nicht so schnell. Und in unserer Zeit, in der Familien meist nicht mehr unter einem Dach leben, ermöglicht das den Angehörigen, sich auch zwei Tage später noch in aller Würde von dem Menschen zu verabschieden. Und jeder Mensch hat ja auch einen eigenen Anspruch auf sein Erscheinungsbild.

Velten Auch wenn er schon tot ist?

Müller Ja, ich denke, er möchte bei seinen Angehörigen in guter Erinnerung bleiben. Ich denke nicht, dass jemand, der zum Beispiel sein ganzes Leben auf Körperhygiene Wert gelegt hat, dann im Tod möchte, dass seine Angehörigen ihn ungepflegt in Erinnerung behalten.

Velten Was glauben Sie, was nach dem Tod kommt?

Müller Aus meinem Glauben heraus denke ich, dass wir uns alle irgendwo wiedersehen.

Velten Und wo?

Müller Ich sage jetzt ganz banal: im Himmel. Das, was wir in Kindheitstagen vielleicht schon vermittelt kriegen.
Mit Himmel meine ich jetzt nicht das, was wir am Horizont sehen, sondern irgendwas im Universum, vielleicht auch

nicht mal im Universum ... Vielleicht finden wir uns an einem Ort wieder, den wir als Menschen gar nicht begreifen können.

Velten Vermitteln Sie das auch den Angehörigen?

Müller Wir vermitteln das nicht. Das ist Aufgabe der Kirchen und der Glaubensgemeinschaften, die Menschen zu Lebzeiten darauf vorzubereiten. Im Tod oder nachdem der Angehörige verstorben ist, damit anzufangen, das zu vermitteln, das ist sehr schwierig.

Velten Sehen Sie es als Ihre Aufgabe an, diesen Kummer oder die Trauer aufzufangen? Bräuchte ein Bestattungsinstitut vielleicht einen so genannten Kümmerer oder Trauerauffänger, oder haben Sie so was vielleicht sogar?

Müller Trauer zu begleiten und aufzufangen, dafür ist eigentlich die Familie da. Aber weil es die traditionelle Familie als solche nicht mehr überall gibt, beginnt sich die berechtigte Frage zu stellen, wer denn dann ...

Velten ... dafür zuständig ist?

Müller ... diese Lücke füllt. Grundsätzlich sind das sicher in erster Linie nach wie vor Glaubenseinrichtungen, egal in welcher Richtung, ob die anerkannt sind oder nicht. Im weitesten Sinn kann diese Rolle für eine kurze Zeit auch das Bestattungsunternehmen leisten. Aber langfristig ist die Begleitung der Trauer für die Mitarbeiter und mich nicht leistbar. So etwas ist eine relativ große Verantwortung. Es gibt inzwischen sehr viele Selbsthilfegruppen und Organisationen an die man sich wenden kann.

Velten Wo Trauernde in guten Händen sind?

Müller Ich sage jetzt mal umgekehrt, es gibt eine Tendenz in unserem Beruf, diese Trauerbegleitung so darzustellen, als ob sie eigentlich das Wichtigste wäre. Aber dahinter steht dann eigentlich ein kommerzieller Gedanke. Das finde ich fadenscheinig. Dann müsste man zum Beispiel Theologen anstellen, die nicht mehr im Dienst der Kirche sind, die aber diese Grundvoraussetzung für die Seelsorge aufgrund ihrer Ausbildung nachweisen können und auch haben. Wenn die Gefahr besteht, dass mit der Trauerbegleitung und der Trauernachsorge Kommerz verbunden ist, dann ist das der falsche Weg.

Velten Welchen Stellenwert hat für Sie die Würde des Menschen? Ist sie auch nach dem Tod noch vorhanden?

Müller Sie hat einen ganz hohen Stellenwert. Wir sind heute auch eine Stufe weiter, was zum Beispiel die hygienische Versorgung des Verstorbenen angeht. Es gibt in manchen Religionsgruppen ethische Grundregeln für die Versorgung von Verstorbenen. Dazu gehören bekannterweise der Islam und der jüdische Glauben. Da ist ein ganz bestimmter Ritus als Standard für die Versorgung eines Verstorbenen festgelegt. Nämlich die Waschung und die Versorgung des Körpers. Das gibt es im christlichen Glauben, im abendländischen Glauben nicht. Eigentlich bin ich so weit, dass ich sage, wir müssen genau das leisten für uns. Für uns alle sollte das gelten, egal welcher Religion wir angehören. Wir führen eine Waschung des Verstorbenen grundsätzlich durch.

Velten Führen Sie die durch oder dürfen das die Angehörigen auch selbst tun?

Müller Die können das mit uns tun oder allein. Wenn es schon passiert ist, durch häusliche Pflege oder so, dann ist das nicht mehr erforderlich. Man muss halt wissen, dass bei den Verstorbenen auch nach dem Tod noch Exkremente aus dem Körper austreten können. Dann ist es vielleicht noch einmal angebracht die Windel zu wechseln und zu waschen.

Velten Sie haben mir im Vorfeld erzählt, dass Sie einen Freund haben und fürchten, dass er dement wird oder sogar schon dement ist. War das ein Grund für Sie, sich dem Thema zu nähern?

Müller Es war für mich ein zusätzlicher Anreiz. Ich habe mir natürlich schon durch diesen Freund Gedanken gemacht über diese Krankheit und wie sich das weiter entwickelt für ihn und für seine Familie. Weil ja die Menschen ab einem gewissen Zeitpunkt überwacht werden müssen. Man kann sie eben nicht mehr allein lassen.

Velten Wie haben Sie das denn in der WOGE wahrgenommen? Man hat ja doch auch Berührungsängste mit dieser Krankheit...

Müller Es war insgesamt eine interessante Sache. Ich habe auch mich selbst gefragt, was kann dir alles passieren? Ich habe eine Gefäßerkrankung, aber damit kann ich, und auch mein Umfeld, noch sehr gut umgehen. Aber es gibt eben auch Dinge, die schwerer sind. Und da stellt sich die Frage: Wann ist der Zeitpunkt, an dem ich einen Angehörigen in eine Einrichtung gebe? Egal, ob das ein Heim oder eine private Einrichtung ist. In der WOGE habe ich viel Positives gesehen. Auch, dass die Familie noch ein bisschen eingebunden ist, was natürlich auch dazu führt, dass es besser finanzierbar ist. Und dass man auch andere Schicksale miterlebt und die unterschiedliche Entwicklung der Krankheit, die verschiedenen Stadien... Da ist man auf manches besser vorbereitet.

Velten Haben Sie in der WOGE Schönheit entdeckt?

Müller Schönheit? Positiv fand ich das freiwillige Engagement der Menschen. Dieser Vereinsgedanke, den man ja immer gleich mit Sport in Verbindung bringt und der nicht immer so positiv belegt ist, der ist hier schön, der schafft hier etwas Positives. Ohne Ehrenamt würde ja vieles in unserem Land viel schlechter funktionieren.

Velten In Ihrer Arbeit spielt ja auch Musik eine wichtige Rolle...

Müller Ja. Man muss einfach sehen, die Menschheit hat seit jeher mit Musik zu tun. Und wenn man das genau anschaut, in eigentlich allen Lebenslagen. Musik begleitet einen von der Kindheit bis zum Tod. Deswegen ist auch der Stellenwert der Musik bei der Bestattung meiner Meinung nach ganz wichtig. Man verabschiedet sich von dem Gestorbenen feierlich, also mit einer Feier. Und dazu gehört Musik. Die gehört zu einer Bestattung dazu. Das Wort ist traurig, aber die Musik hat eine wunderbare, schmeichelnde Gestik.

Velten Was halten Sie denn davon, dass die Populärmusik

inzwischen oft den Platz der klassischen Musik einnimmt? Wenn auf einer Beerdigung Lieblingslieder gespielt werden?

Müller Also, grundsätzlich, wenn man ein paar Grenzen einhält, finde ich das nicht unpassend.

Velten Hatten Sie nie Angst vor den Toten?

Müller Als junger Mensch hatte ich beim ersten Kontakt mit Verstorbenen vielleicht auch gewisse Berührungsängste. Das hat sich gelegt.

Velten Ihre Arbeit ist nicht mehr mit einer Scheu verbunden?

Müller Nein. Für Menschen, die damit ein Problem haben, versuche ich es immer auf den Nenner zu bringen: Wenn ich am Sterbebett meiner Mutter sitze und ich weiß, dass sie sterben muss, und ich halte ihre Hand und dann atmet sie nicht mehr, dann nehme ich nicht meine Hand zurück und sage, hier liegt eine Leiche und das ekelt mich.

Velten Ist der Tod durch die Arbeit mit Verstorbenen leichter geworden für Sie?

Müller Für mich ist er nach kurzer Zeit etwas ganz Normales gewesen.

Velten Für Sie ist das etwas ganz Normales…

Müller …dass ein Mensch geht.

Velten …einen Leichnam zu sehen?

Müller Ich habe natürlich Gefühle, wenn ich die Menschen kenne. Wenn ich mit Angehörigen zusammen bin, die ich sehr gut kenne, die jemanden Nahes verlieren, oder ich vielleicht den Verstorbenen sehr gut gekannt habe, dann… Normal muss ja ein Mensch, der in einem Bestattungsunternehmen arbeitet, für die Angehörigen korrekt arbeiten, er muss gut zuhören können, er muss die Wünsche umsetzen. Und das muss ja irgendwo fixiert werden. Ich kann in meinen Unterlagen feststellen: Wenn ich die Leute kenne, dann schreibe ich manchmal wirres Zeug. Dann ist das nicht mehr so strukturiert, weil ich selber wegschweife in Gedanken an den Toten, an die Angehörigen oder an die Situation. Manchmal wäre es besser, zu denen, die ich gut kenne, zu sagen, seid mir nicht böse, das macht jetzt mein Kollege. Der macht das Gespräch, und ich bin euer Berater.

Velten Man sagt ja auch, ein Arzt sollte nicht seine eigene Familie behandeln. Wenn da was schiefgeht, das kann man kaum tragen.

Müller Auch ein Arzt ist ein Mensch, und Menschen machen Fehler. Das muss man sich einfach eingestehen. In unserem Beruf ist das besonders wichtig, wir können ja nicht nachbessern. Der Handwerker, wenn da der Hahn tropft, dann kommt der halt nochmal und macht eine neue Dichtung rein. Bei uns läuft alles ab, und wenn etwas falsch läuft, dann gibt es nur eins: eine ehrliche Entschuldigung.

Velten Was wäre für Sie der größte Verlust im Alter, wenn Sie krank würden? Ihr wichtigstes Gut, was Sie nicht verlieren möchten?

Müller Also, jetzt, nach Besuch in der WOGE… Mein Gehirn möchte ich nicht verlieren, meinen Verstand.

Velten Eine dementielle Erkrankung würde Ihnen Angst machen?

Müller Ich glaube, als Mensch zu wissen, was los ist, das ist wichtiger als alle Körperglieder.
Velten Was ist für Sie der Moment des Sterbens?
Müller Ich denke, mit dem Tod verlässt die Seele den Körper.
Velten Im Moment des Todes?
Müller Ich denke nicht, dass man da irgendeinen Zeitpunkt festlegen sollte, zu dem man sagt, jetzt ist die Seele nicht mehr im Körper. Aus meinem Glauben heraus verlässt die Seele nach dem Tod den Körper, und der Körper ist halt noch der Leib, und der wird dann der Erde übergeben, wenn möglich. Das ist auch mein Wunschgedanke. Für mich selbst.
Velten Herr Müller, ich danke Ihnen sehr für das Gespräch.
Müller Bitte.

Gast 4

Charlotte Müller, Schauspielerin

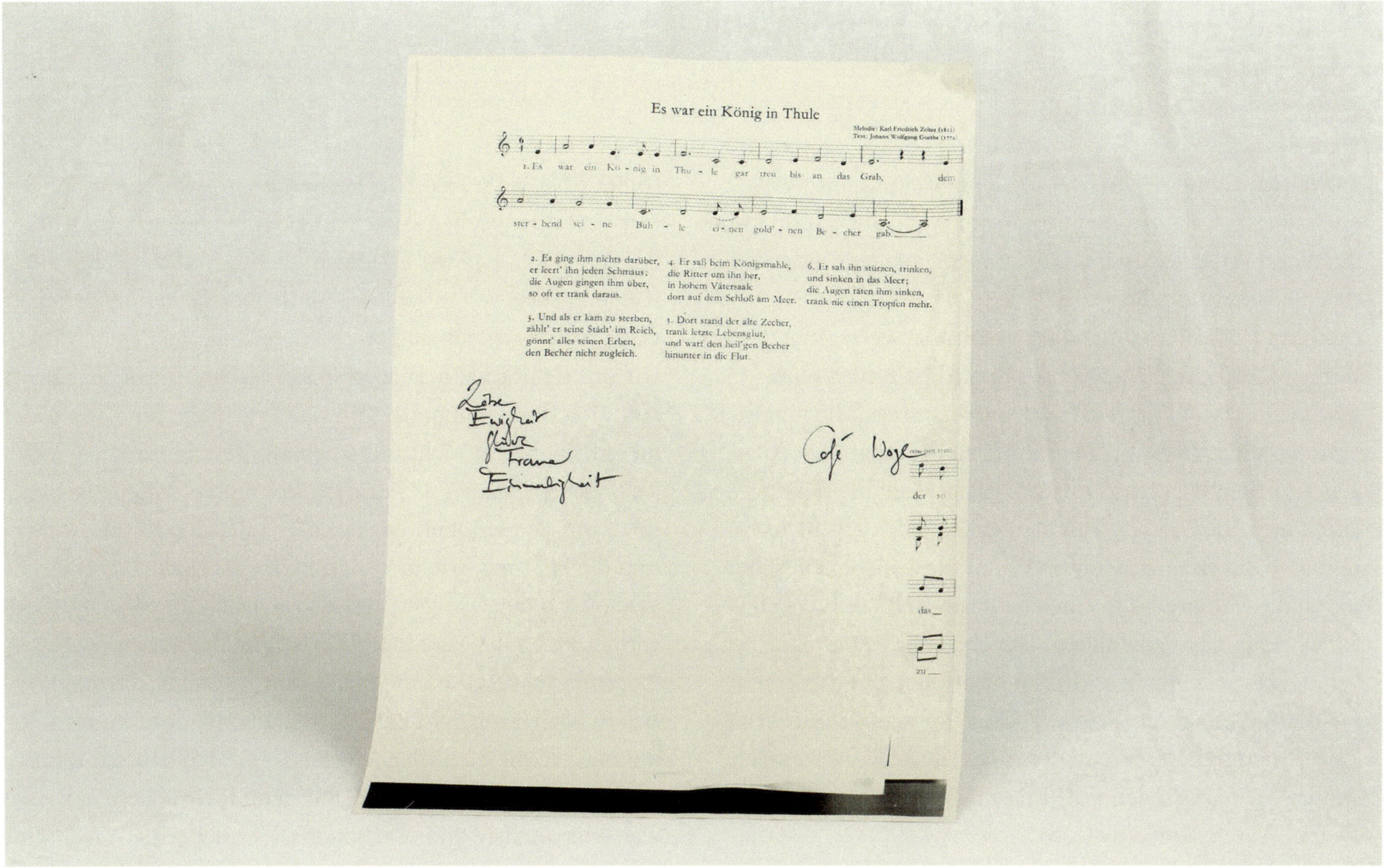

Gastgeschenk: Lied „Es war ein König in Thule“

Keks mit Stacheln
Charlotte Müller
Schauspielerin

Till Velten Charlotte, du hast in einem Zeitungsinterview einmal gesagt, dass in deiner Arbeit als Schauspielerin immer die Angst mitspielt, nicht so präsent zu sein, wie es gefordert ist. Wie meinst du das genau?
Charlotte Müller Ich meinte das Gefühl, zu versagen auf der Bühne. Durch Texthänger oder durch das Fehlen einer gewissen Präsenz, die man sich vorgenommen, die man sich erarbeitet hat. Dieses Fehlen führt zu einem großen Ausgeliefert-Sein, zu einer großen Unsicherheit, die sonst vielleicht im Leben nicht so vorhanden ist, jedenfalls nicht in dieser Zuspitzung. Auf der Bühne ist man – allein schon durch die Verabredung, eine bestimmt Zeit dort zu sein – gezwungen, das auszuhalten. Der Zustand, in dem man sich gerade aus persönlichen Gründen befindet, entlässt einen nicht aus dieser Verpflichtung. Da kann man dann eher in eine Situation kommen, in der man Angst hat zu versagen.
Velten Wie hast du denn die Präsenz der Demenzerkrankten erlebt? Waren sie für dich „da"?

Müller Also, sie waren sehr körperlich präsent, stimmlich. Mir sind ihre wachen Augen aufgefallen. Sie waren nicht in der Art wach, wie wir es gewohnt sind, weil sie nicht so reagieren, wie wir es gewohnt sind, aber sie waren vielleicht wach für etwas andres. Etwas, zu dem wir vielleicht, die wir uns als normal bezeichnen, gar keinen Zugang haben. Also, ich finde schon, dass sie sich sehr über den Körper definieren. Vielleicht nicht mit so einem Bewusstsein wie ich als Schauspielerin – da muss ich um meine Präsenz wissen, mich um sie bemühen. Sie nehmen eher den Körper wahr und die Haltung, wie man sich ihnen gegenüber setzt. Wie offen oder wie verschlossen man sich ihnen gegenüber verhält. Ich habe ganz klare Körperannäherungen erlebt, mit einer Frau, die meine Hand sehr fest hielt, die meine Adern nachgezeichnet hat auf meinen Handrücken und die mich in die Handfläche geküsst hat. Ich habe sie dann auch geküsst, auf ihre Hand, auf den Handrücken, und das war sehr intensiv und sehr schön. Sehr liebevoll.

Velten Kann es sein, dass du durch deinen Beruf keine Angst vor einer Berührung hast?

Müller Vor Berührung habe ich auf der Bühne keine Angst. Berührung ist eine Form von Arbeitsmaterial für mich. Berührung, die Körper anderer Menschen. Und auch die Blicke. Sich dem auszusetzen und dem auch standzuhalten.

Velten Und welche Rolle spielte dein eigener Körper bei deinem Besuch? Hast du ihn gespürt, war das wichtig?

Müller Das war mir sehr wichtig. Es war ja sehr heiß an dem Tag. Ich habe versucht, runterzukommen, ruhig zu werden und mich sehr auf die einzelnen Menschen einzulassen. Aber mich ihnen auch durch Blicke und durch Zuwendung auszuliefern. Das war mir ein großes Anliegen. Ich hatte keine Berührungsängste. Ich habe mich bereitwillig darauf eingelassen an diesem Nachmittag.

Velten Welche Rolle spielt für dich bei deiner Arbeit der Körper? Wie lernst du deine Rollen? Ist da der Körper wichtig?

Müller Das ist sehr unterschiedlich. Beim Textlernen, zum Beispiel, kommt es auf die Uhrzeit an. Wenn es früh morgens ist, laufe ich viel dabei herum. Abends kann ich das auch im Sitzen, auf dem Sofa, aber das ist dann eher ein Repetieren. Das richtige Lernen findet bei mir tatsächlich oft in der Bewegung statt.

Velten Wie hast du die freiwilligen Helfer in der WOGE wahrgenommen?

Müller Da waren die Frau und der Mann, die das alles mehr oder weniger organisiert haben. Sie waren sehr präsent, und ich fand sie sehr angenehm im Umgang mit den Erkrankten. Auch die Nachbarschaftshelferin war sehr zugewandt, sehr freundlich, hat aber in der Tendenz eher mit mir ein bisschen beiseite gesprochen. Im direkten Gegensatz dazu hatte mir der Mann vorher gesagt: „Es geht uns darum, sehr offen mit den Bewohnern zu reden und für sie nicht ein Problem aus ihrer Krankheit zu machen." Ich glaube aber durchaus, man kann sie damit konfrontieren. Ich hatte sehr lustige Erlebnisse an dem Nachmittag. Irgendwann habe ich mich zu der einen Dame hingezogen gefühlt, die viel gesummt und gesungen hat. Ich hatte ja auch ein Lied mitgebracht. Soll ich mal kurz erzählen? Es war so: Da war noch eine weitere Helferin, die an diesem Tag, glaube ich, das erste Mal da war. Sie hatte Muscheln und einen Seeigel und solche Sachen mitgebracht und als Schmuck in einem Körbchen auf den Tisch gestellt. Ich kam also rein, und das erste, was ich sah, war, dass diese alte Dame sich fröhlich den Seeigel nahm und in ihn reinbiss. Sie biss in einen getrockneten, rötlichen, stacheligen Seeigel wie in einen Keks mit Stacheln. Ich musste sofort daran denken, dass ich einmal miterlebt habe, wie jemand eine Nadel veschluckt hat. Das ist eigentlich nicht schlimm. Die Dame kaute ganz fröhlich und schluckte das runter. Daraufhin hat irgendjemand ihr den Seeigel aus der Hand genommen, etwas peinlich berührt, und ihn zurück in das Körbchen gelegt. Das war meine Eingangssituation. Die Geschichte geht so weiter, dass die Dame das später noch einmal machte, kurz bevor wir alle saßen. Diesmal ging ich zu ihr hin und sagte: „Das sollten Sie nicht essen, das ist ein Seeigel. Das ist kein Keks. Das ist ein Seeigel." Sie guckte mich ziemlich verständnislos an, ließ es aber geschehen, und ich nahm ihn ihr aus der Hand und legte ihn zur Seite, damit sie nicht wieder in Versuchung geraten würde. Später, als es darum ging, mit Bällen zu spielen, gab es auch Gummibälle mit igeligen Stacheln. Die Dame bekam einen solchen Ball, zeigte ihn mir und sagte: „Igel." Und ich: „Ja." Und ich fügte hinzu: „Aber nicht wieder reinbeißen." Darüber musste sie lachen. Später hat sie verschiedene Geräusche gemacht. Auf dieser Geräuschebene haben wir uns dann auch sehr gut verstanden.

Velten Hast du diesen Besuch als Inszenierung erlebt?

Müller Nein, ich habe das als sehr privat erlebt. Ich habe mich als Beobachterin gefühlt, aber als eingreifende und mitveranstaltende Beobachterin. Auch durch mein Lied.

Velten Würdest du das, was die Mitarbeiter der WOGE da tun, als eine künstlerische Arbeit betrachten?

Müller Nein, ich finde, das muss man von Kunst trennen. Kunst ist doch immer auch exhibitionistisch. Nicht nur Schauspiel, auch die anderen Künste. Kunst zu machen ist doch ein extrem bewusster Vorgang. Da käme es mir fast wie Missbrauch vor, wenn Menschen dabei wären, die das nicht wirklich unterscheiden können. Das Hinwenden an sich ist natürlich total zuträglich und bestimmt hilfreich und gut für die Erkrankten, aber das als Kunst zu betrachten, das finde ich schwierig.

Velten Du könntest dir nicht vorstellen, mit diesen Menschen zu arbeiten, als Projekt?

Müller Doch, aber ohne Publikum.

Velten Mit Publikum ginge es nicht?

Müller Nein, das finde ich unangebracht. Das würde ich auf gar keinen Fall machen. Aber ich würde sofort in der WOGE mit denen alle möglichen Dinge tun.

Velten Sozusagen als gesellschaftstragende Arbeit.

Müller Ja.

Velten Was war dein Geschenk? Was hast du mitgebracht?

Müller Das Lied „Es war ein König in Thule" von Joachim Zelter mit dem Text von Johann Wolfgang von Goethe. Aber mit der Zelter-Melodie, nicht der von Schubert. Mit allen sechs bis sieben Strophen. Das habe ich kopiert und an alle Helfer ausgeteilt, und der ein oder andere Bewohner, Erkrankte, hat auch mitgelesen, glaube ich. Gesungen haben alle. Ich habe eingeladen mitzusingen, denn ich wollte nicht allein vorsingen. Zuerst habe ich mich gefragt, ob man es nicht besser erst liest und dann singt. Aber nachher war doch die Stimmung so, dass alle einfach gerne singen wollten. Ich habe das als eine relativ harmonische Atmosphäre empfunden.

Velten Wie spielt man Altsein? Du als Schauspielerin, wie spielst du einen alten Menschen?

Müller Es hat viel mit dem Tempo zu tun. Man geht in eine Figur, dann ist da eine Körperhaltung, dann die Geschwindigkeit, wie man etwas macht. Sie ist vielleicht verlangsamt.

Auch die Sprache wäre wahrscheinlich langsamer. Vielleicht auch leiser.

Velten Wie würdest du Demenz spielen? Gibt es ein konkretes Beispiel, das dir aufgefallen ist? Wenn wir diese ganze Gruppe Menschen durch Schauspieler ersetzen würden?

Müller Es wäre schon gut, das einmal gesehen zu haben. Ich würde wahrscheinlich versuchen, die Dame mit dem Seeigel zum Vorbild zu nehmen. Ich finde die Geschichte mit dem Seeigel als eine Art von Vergessen nicht schlecht. Oder diese komplette Stummheit. Ich habe beobachtet, was die einzelnen Menschen gemacht haben. Wie sie sich selbst auch Muscheln hingelegt haben. Dass es eine bestimmte Form von Abgehacktheit in ihren Bewegungen gab. Ich denke, das kann man sich erarbeiten, indem man sich diese Menschen ziemlich genau anschaut. Diesen Zustand zu spielen, wäre bestimmt nicht unspannend.

Velten Du glaubst, dass diese Präsenz oder Nicht-Präsenz darstellbar ist?

Müller Das glaube ich, ja.

Velten Glaubst du, dass es eine Qual ist, dement zu sein? Oder könnte das auch ein glücklicher Zustand sein?

Müller Glücklich wirkt es nicht. Dass sie ihren Zustand nicht mehr reflektieren können oder dass keine Reflexion über die Außenwelt mehr stattfindet, schließt ja nicht ein, dass sie deswegen glücklich sein müssen. Ich habe, ehrlich gesagt, gerade bei der Dame, mit der ich mich befasst habe, sehr wohl eine Traurigkeit bemerkt.

Velten Hast du in deiner eigenen Familie Erfahrungen mit Demenz gemacht?

Müller Nein. Meine Großmutter, die jetzt im März gestorben ist, hat altersbedingt auch mal Dinge vergessen, aber das war erst im letzten halben Jahr ihres Lebens.

Velten Wie alt ist sie geworden?

Müller Zweiundneunzig.

Velten Was glaubst du, könntest du von den demenziell Erkrankten lernen?

Müller Die Intensität des Moments, den Augenblick des Glücks im Moment vielleicht mehr zu schätzen. Wenn ich jemanden sehe, der sich sehr darüber freut, dass er einen Ball gefangen hat, dann freue ich mich mit – ob das nun ein alter Mensch ist oder ein Kind. Überhaupt finde ich die Parallele zum Kindsein sehr, sehr deutlich. Die entdeckt man ja oft bei älteren Menschen. Aber hier, bei diesen Erkrankten, war es noch extremer, vor allem durch die Unmittelbarkeit ihrer Äußerungen.

Velten War das Spiel mit den Bällen für dich Erfüllung? War das ein Glückszustand?

Müller Für mich persönlich? Nein. Aber ich habe gesehen, dass die Demenzkranken, während sie einfach gespielt haben, ohne das zu hinterfragen, erfüllt waren. Ich habe auch das Angebot der Betreuerinnen und Betreuer verstanden und bekam selbst Lust, diese Menschen anzuregen auf den Gebieten, die sie noch zur Verfügung haben. Auditiv, visuell, all das. Ich habe selbst ein kleines Kind, und die Art und

Weise, wie ich mich mit diesem sehr jungen eigenständigen Wesen befasse, kommt mir ähnlich vor wie bei den Alten. Aber eins ist immer deutlich: Das Kind will aufblühen, der alte Mensch ist auf dem Weg des Verblühens.

Velten Aber manche der WOGE-Bewohner sind auch …

Müller … aggressiv, ja, ich habe auch eine Situation erlebt, in der eine Dame sehr aggressiv Bälle geworfen hat. Ich hatte dann den Reflex, die Bälle immer abzufangen, die sie total gut auf das Gesicht der Frau neben mir gezielt hat. Später hat sie auch mich beworfen, aber ich habe die Bälle immer abgewehrt und ihr zurückgegeben mit dem Satz: „Wir wollen das nicht." Es war spannend. Ich habe darüber auch kurz mit dem Ehepaar gesprochen und sie sagten: „Ja, ja, das kennen wir schon, sie schmeißt immer sehr gut auf die Köpfe der gegenüberliegenden Personen."

Velten Was meinst du, wo kommt so was her?

Müller Vielleicht aus der Kindheit. Man weiß es nicht. Ich meine, letztlich ist es gut, dass sie nur mit Bällen wirft. Sie könnte ja auch Gabeln oder Messer nehmen, wenn sie welche hätte.

Velten Danke, Charlotte, ich glaube das war es. Vielen Dank.

Müller Sehr gern.

Gast 5

Willi Stütz, Lichtberater

Gastgeschenk: Shakespeare-Rezitation

Die ganze Welt ist
eine Bühne
Und alle Männer und
Frauen sind nur Spie-

Ein Anschlag auf uns selbst
Willi Stütz
Lichtberater

Till Velten Herr Stütz, glauben Sie, man kann mit Licht Demenz heilen?

Willi Stütz Sie können mit Licht den Menschen mit Sicherheit beeinflussen, so wie Sie ihn ja auch beim Einkaufen beeinflussen können. Sie können zum Beispiel demenzkranke Menschen mit Licht führen bzw. wegführen von da, wo Sie sie nicht haben wollen.

Velten Wie sind Sie auf Ihre Arbeit, die Arbeit mit Licht gekommen?

Stütz Ich bin seit dreißig Jahren in der stationären Altenhilfe tätig, als Altenpfleger. Sieben Jahre als Pflegedienstleiter und zwanzig Jahre als Heimleiter. Ich habe zwanzig Jahre so eine Einrichtung verwaltet, die zwei Mal umgebaut wurde. Dabei habe ich gemerkt, wie man das Wohlbefinden von demenzkranken Menschen durch Licht beeinflussen kann.

Velten Und dann haben Sie sozusagen die Seiten gewechselt.

Stütz Ich wollte das System wechseln. Ich wollte nicht mehr im Gesundheitssystem tätig sein, weil ich den Eindruck hatte, dass die Situation durch die demographische Veränderung immer schwieriger wird. Es wird immer schwerer, Fachpersonal zu bekommen, weil es immer weniger junge Menschen gibt. Gleichzeitig steigen die Ansprüche, die juristischen Situationen werden immer komplexer. Ich wollte einfach in ein völlig anderes Berufssystem gehen.

Velten Was für eine Ausbildung haben Sie?

Stütz Ich bin Altenpfleger, habe eine Weiterbildung zum Pflegedienstleiter gemacht, eine dreieinhalbjährige Weiterbildung zum Betriebswirt für Krankenhauswirtschaft.

Velten Sie kennen dieses System also wirklich sehr gut von innen. Was war Ihr Gastgeschenk für die Bewohner der WOGE?

Stütz Mein Gastgeschenk war die Rede des Jacques aus „Wie es euch gefällt" von Shakespeare.

Velten Und die haben Sie vollständig und frei vorgetragen?

Stütz Die habe ich vorgetragen, ja.

Velten Auswendig?

Stütz Auswendig, ja.
Velten Und wie haben die Menschen reagiert?
Stütz Die Menschen haben gebannt zugehört.
Velten Wie lang ist denn diese Rede?
Stütz Anderthalb Minuten vielleicht. In der Rede werden die sieben Lebensalter des Menschen beschrieben. Die Ehrenamtlichen haben das sehr genau verfolgt und dann auch verstanden. Bei den Demenzkranken in der Gruppe war es so, dass sie wohl eher darauf geachtet haben, dass da einer spricht und gestikuliert. Eine Frau ist aufgestanden und hat mit der Hand so ein Zeichen gemacht, dass es jetzt mit dem Vortrag reicht. Sie hat Einhalt gebieten wollen. Ich weiß nicht, ob das wegen des Inhalts war oder ob es wegen der Art war, wie ich es vorgetragen habe.
Velten Herr Stütz, wie glauben Sie, begleiten Sie Menschen durch Licht? Was bewirkt das?
Stütz Also, das Tageslicht signalisiert uns am Morgen, dass wir aufzustehen haben, und wenn es dämmrig wird, dann werden wir auch müde. Das hängt mit den Lichtfarben zusammen. Das Licht signalisiert uns also auch, wann wir zu schlafen haben. Wenn Sie in einem Raum arbeiten, in dem künstliches Licht herrscht, dann fehlt dieser natürliche Wechsel. Und das führt dazu, dass der Mensch vielleicht nicht mehr weiß, ist es Tag oder ist es Nacht. Das würde Ihnen auch so gehen, wenn Sie vierundzwanzig Stunden in einem Neonlichtraum sind. Dazu kommt, dass in das Auge ja nicht nur das Licht fällt, sondern dieser Vorgang auch noch Signale sendet, die dazu führen, dass die Hormone stimuliert werden. Wenn Sie als alter Mensch zum Beispiel eine Makula-Degeneration haben und nicht mehr so viel Licht in das Auge hineinfällt, dann fehlt Ihnen zum einen die Orientierung, welche Zeit ist. Zum anderen werden die Tag-Nacht-Hormone schlechter ausgeschüttet. Und in der Folge ist es dann so, dass im Pflegeheim zum Beispiel bei vielen Demenzkranken eine Tag-Nacht-Umkehr besteht. Man hat durch Untersuchungen festgestellt, dass sehr viel helles Licht tagsüber in einem Pflegeheim die Menschen wacher sein lässt. Sie sind aktiver, betätigen sich mehr und sind dann logischerweise in der Nacht auch müde.
Velten Was ist denn für Sie Demenz? Was ist das für eine rätselhafte Vergessens-Krankheit? Ist es eine Gnade? Eine Schande, ein Fluch? Es gibt ja so viele Bilder, zum Beispiel in Dramen: der alte König, der geht einfach in das Dunkel der Nacht... Und das erscheint als etwas Gutes.
Stütz Also, ich bin mit der Demenz auch noch nicht ganz durch. Obwohl ich jetzt dreißig Jahre damit zu tun hatte. Ich habe selten erlebt, dass Menschen tatsächlich unter ihrer Demenz gelitten haben. Eher habe ich wahrgenommen, dass die Menschen drum herum gelitten haben. Daran, dass der kranke Mensch die Persönlichkeit verliert. Ich hab eher oft frohgelaunte demenzkranke Menschen erlebt und stelle es mir für mich selbst auch schlimmer vor, Krebs zu haben oder Schmerzen als eine Demenz. Je weiter die Krankheit fortschreitet, umso tiefer geht es zurück in

die alten Gehirnschichten ... Ich habe zum Beispiel in dem WOGE-Café beobachtet, dass eine Frau die ganzen zwei Stunden nichts gesprochen hat. Und als dann ein Gast sie auf Französisch ansprach, weil sie in Casablanca geboren ist, hat sie auf Französisch geantwortet und sich in ein Gespräch mit ihm begeben.

Velten Und mitgesungen ...

Stütz Auch gesungen, ja. Und das ist ein Zeichen für mich, dass dieser Mensch in bestimmten Bereichen erreichbar ist, wenn wir den richtigen Schlüssel zu ihm finden. Und das ist eben die Kunst, mit Demenz umzugehen. Ich erlebe gleichzeitig auch, dass diese demenzkranken Menschen einen anderen Sensus entwickeln. Wie ein Blinder, der ein besonderes Gehör ausbildet, so bildet ein Demenzkranker eine besondere Sensibilität in anderen Bereichen aus. Der spürt sehr wohl, ob ich es gut mit ihm meine oder nicht. Interessant finde ich zum Beispiel auch, dass Licht gerade bei Demenzkranken auch Erinnerungen weckt an das, was früher war. Ich erinnere mich an Patienten, die geschrien haben, wenn man abends das Licht ausgemacht hat. Und dann hat sich in der Biographie gefunden, dass sie mal verschüttet worden waren. Im Krieg. Ja. So, wie ein anderer mal geschrien hat, wenn er geduscht wurde, weil er mal im U-Boot untergegangen ist und das Wasser kam von oben. Baden dagegen war kein Problem. So kann Licht auch mit der Biographie des Menschen etwas zu tun haben.

Velten Jetzt wird ja oft gefordert, zum Beispiel auch von der Politik, dass die Dementen in die Mitte der Gesellschaft gehören sollen. Wie können Sie sich das vorstellen, real? Wäre eine Stadt umbaubar für Demenzerkrankte?

Stütz Ich weiß gar nicht, ob man eine Stadt umbauen muss. Ich glaube, es geht eher um die Haltung der Menschen, die mit den Demenzkranken zu tun haben.

Velten Und wie erleben Sie die Haltung der Menschen gegenüber Demenzerkrankten?

Stütz Dass man sie für verrückt hält. Und sie sind ja auch ver-rückt, verwirrt. Man nimmt sie wahr als Menschen, die etwas verloren haben. Wobei ich glaube, dass diese Menschen eher etwas gewonnen haben. Sie haben Freiheit gewonnen. Sie haben dadurch Freiheit gewonnen, dass sie ihre Kultur ein Stück weit ablegen und einfach sagen, was sie denken, einfach dahin gehen, wo sie hin wollen. Man sprach in der Altenpflege lange von der Weglauftendenz, wenn man darüber sprach, dass diese Menschen aus dem Altersheim weglaufen. Inzwischen hat man gelernt und spricht von einer Hinlauftendenz.

Velten Und wo laufen sie hin?

Stütz Die laufen an ihren alten Arbeitsplatz oder dahin, wo sie früher gewohnt haben, oder dahin, wo sie sich wohlfühlen. Wenn jetzt jemand zum Beispiel in Freiburg gewohnt und gearbeitet hat, und er ist in Freiburg in einem Altenheim oder einer Wohnung, dann läuft er oftmals dahin, wo er gearbeitet hat, steigt in die richtige Straßenbahn und kommt am richtigen Ort an. Das heißt, wir müssen eigentlich diese

Menschen nur verstehen. Alles, was sie tun, ist logisch. Sie sagen einem ins Gesicht: „Du gefällst mir nicht."

Velten Wir denken auch, ein anderer gefällt uns nicht...

Stütz Aber wir sagen es nicht. Deswegen haben diese Menschen eigentlich Freiheit gewonnen und sind aus meiner Sicht viel ehrlicher geworden als wir, die wir immer Rücksicht nehmen auf Konventionen.

Velten Haben Sie Familie?

Stütz Ich bin verheiratet und habe zwei Kinder.

Velten Haben Sie einen Fall von Demenz in Ihrer Familie?

Stütz Bis jetzt haben wir das noch nicht. Meine Eltern sind recht früh verstorben. Auch der Schwiegervater ist schon verstorben. Die 82-jährige Schwiegermutter erfreut sich geistiger Tatkraft.

Velten Haben Sie Angst, dass Sie die Krankheit mal trifft?

Stütz Ich habe mich das auch gefragt und mir diese vielleicht 800 oder 900 Menschen, die ich damals aufgenommen habe in dieser Zeit im Altersheim, angeguckt und gefragt: Warum hat der jetzt Demenz? Und da waren alle dabei. Vom Manager, der ein Leben lang gefordert war, bis zum Landwirt, der geistig nicht so gefordert war, aber dafür körperlich hart gearbeitet hat. Da waren Menschen dabei, die sich ein Leben lang schlecht ernährt haben, mit viel Alkohol. Es waren Menschen dabei, die haben asketisch, vegetarisch gelebt. Es waren alle dabei. Aber ich meine wahrgenommen zu haben, wenn ich die Biographie dann erfahren habe, dass es für viele zu einem Bruch kam, wenn die Menschen in Rente gegangen sind. Da meine ich festzustellen, aus meiner Erfahrung, die wissenschaftlich jetzt nicht belegt ist, dass Menschen, die nach dem Renteneintritt keine Aufgaben mehr hatten, die sich nicht forderten, geistig zum Beispiel sich in sozialen Netzwerken zu bewegen – unter sozialen Netzwerken versteh ich jetzt nicht Facebook, sondern persönliche Beziehungen –, da meine ich wahrzunehmen, dass die Menschen eher an einer Demenz erkrankt sind. Bei vielen Ehepaaren war es auch so, dass es einen dominierenden Menschen gab und einen folgenden und im Alter bei einem durchaus eine Demenz vorhanden war, die aber kompensiert wurde durch den anderen.

Velten Nimmt denn diese Krankheit zu? Oder wird sie nur vermehrt benannt und wahrgenommen?

Stütz Wissenschaftlich belegt ist, dass mit dem zunehmend höheren Alter der Menschen die Demenz zunimmt. So wie wir wissen, dass Menschen, die älter werden, immer mehr körperliche Krankheiten haben. Insofern würde ich sagen, die Krankheit selbst nimmt nicht zu, sondern die Zahl der Alten, die diese Krankheit bekommen können, und damit natürlich auch die Anzahl der Erkrankungen.

Velten Glauben Sie, dass sich unser Verhältnis zu den demenziell Erkrankten in der Gesellschaft normalisieren wird in der Zukunft?

Stütz Glauben Sie, dass das Verhältnis zu Krebskranken oder zu Aidskranken oder zu allem, was mit Elend zu tun hat, sich jemals normalisieren kann? Diese Menschen erinnern uns an unsere eigene Sterblichkeit, an unsere eigene Vergänglichkeit. Es ist jedes Mal ein Anschlag auf uns selbst.

Velten Wenn jemand da liegt und Schmerzen hat und blutet, dann haben wir doch den Reflex, dem Menschen zu helfen. Und wir wissen meistens auch wie. Aber wenn wir verwirrte Menschen in der Stadt sehen, da wissen wir nicht, was tun. Da haben wir keine erprobten Verhaltensmuster, oder?

Stütz Da reagiert man zunächst mal, denke ich, mit Wegschauen, weil man denkt, der Mensch, dem man seine Hilflosigkeit ja nur teilweise ansieht... Man weiß gar nicht, was jetzt richtig ist...

Velten Man greift ja auch in eine Intimität ein.

Stütz Wenn ich Sie über die Straße laufen sehe und Sie sind betrunken, dann denke ich, naja gut, der hat sich halt einen hinter die Binde gegossen. Aber ich würde nicht auf Sie zugehen, denn das ist doch Ihre Sache. Und wenn ein Demenzkranker über die Straße läuft, sieht man ihm das zunächst mal auch nicht an. Man erspürt vielleicht eine Unsicherheit. Und dazu kommt, wenn man die Menschen dann anspricht, dass sie dann oftmals irgendwas sagen, um den Schein zu wahren. Und dann steht man da und denkt, naja gut, was mische ich mich da in diesen Menschen ein? Oftmals ist es ja so, dass Demenzkranke im höheren Alter noch andere Krankheiten haben. Blutzucker zum Beispiel, der die gleichen Symptome auslöst. Es kann ja sein, dass jemand, der zu wenig trinkt, auch verwirrt ist. Nur ist er eben nicht immer verwirrt. So schnell wird gesagt, wenn jemand 98 und vergesslich ist, der hat eine Demenz. Der muss aber gar keine Demenz haben. Der kann auch eine Entzündung im Körper haben, die im Moment dazu führt, dass er eben geistig nicht so auf der Höhe ist. Das ist wie ein Stempel. Genau so, wie man sagt, wenn eine alte Frau mit 80 das Wasser nicht mehr halten kann, die hat Inkontinenz, das ist normal mit 80. Aber das ist es eben nicht. Man kann auch Läuse und Flöhe haben, aber man muss sie nicht haben!

Velten Wollten Sie nie Mediziner werden?

Stütz Ich wollte nie Mediziner werden, nein.

Velten Was war Ihr erster Berufswunsch?

Stütz Mein allererster Berufswunsch (lacht), war Gemeindereferent bei der katholischen Kirche. Und dann bin ich zufällig irgendwie auf die Altenpflegeausbildung gekommen, weil man die brauchte, um dann später den anderen Beruf machen zu können. Und dabei bin ich dann hängengeblieben.

Velten Sind Sie noch in der katholischen Kirche aktiv?

Stütz Aktiv nicht, nein. Aber ich bin noch in der katholischen Kirche und überzeugt, dass es wichtig ist, daran zu glauben, dass es eine Größe gibt, die größer ist als wir, damit wir nicht überdrehen.

Velten Muss die katholisch sein?

Stütz Die muss nicht katholisch sein, auf keinen Fall.

Velten Eine spirituelle Wesenheit, die uns beschützt?

Stütz ... und eine Orientierung für unser Handeln gibt. Die kann für mich auch in einem anderen Weltkontext liegen. Wenn ich sage, ich pflege diesen dementen Menschen aus humanitären Gründen, weil er ein Mensch ist, ist das für mich gar nicht so weit weg von der Religion. Das ist für mich eine Gleichung zu sagen, der Mensch ist Ebenbild Gottes und er ist Mensch. Wichtig ist, dass man sich mit dem, was man tut, auch spiegelt, in einem größeren Gegenüber.

Velten Leben Sie das auch mit Ihren Kindern?

Stütz Ich gehe doch davon aus. Die Tochter studiert Soziale Arbeit hier in Freiburg. Der Sohn studiert jetzt demnächst Elektrotechnik-Sensorik. Sie sind beide recht früh als kleine Kinder mit uns viel im Pflegeheim gewesen. Weihnachten wurde immer im Altersheim verbracht. Also, die Kinder wurden recht früh mit der Sinnfrage konfrontiert. Was hat das überhaupt für einen Sinn: so ein Mensch, der da so blüht und so viele Kompetenzen in seinem Leben erwirbt, dass der dann plötzlich Stück für Stück diese Kompetenzen wieder abgibt?

Velten Dass so ein komplexes Menschengebilde Stück für Stück verfällt? Als wir den dementen Walter Jens besucht haben, war das für mich schon erschütternd, er war für mich immer ein Paradebeispiel einer Geistesgröße.

Stütz Das ist das, was ich meine. Wir nehmen wahr, Mensch, dieser Walter Jens verfällt in seinen geistigen Fähigkeiten. Aber das ist doch unser Problem! Das ist doch nicht das Problem von Walter Jens. Walter Jens hat gewonnen. Er hat gewonnen, dass er eine emotionale Seite in sich entdecken kann und ausleben kann, ja? Nur wir definieren das als negativ.

Velten Wir haben Angst vor diesem Weg zurück?

Stütz Zuerst isst man mit den Fingern, dann mit dem Löffel. Zuerst hält man den Löffel mit der Faust und später dann sozusagen richtig. Und dann sehen Sie, dass alte Menschen irgendwann wieder beginnen, den Löffel so zu halten, und die Angehörigen mit aller Gewalt versuchen, sie zu belehren: So hält man den Löffel richtig! Und irgendwann liegt der Löffel in der Ecke und sie fangen an, im Kaffee mit dem Finger zu stippen. So wie sie es als Kind gemacht haben. Das ist einfach nur der Rückbau – vielleicht medizinisch zu begründen, ich weiß es nicht –, der Rückbau der Gehirnschichten, die sich aufgebaut haben. Die werden dann wieder abgebaut.

Velten Hat man denn für all diese Prozesse überhaupt Zeit in einem öffentlichen Altenheim? In der WOGE sieht es anders aus als in öffentlichen Heimen.

Stütz Die WOGE selbst, das Wohnheim, habe ich nicht gesehen. Ich habe diese zwei Stunden Café erlebt. Ich habe gesehen, dass hier für demenzkranke Menschen zwei Stunden lang – ich sage das jetzt mal etwas böse – eine Altenbespaßung durchgeführt wird. Im Pflegeheim müssen Sie 24 Stunden verantworten! Und die Dementen, die hier in das Café kamen, die waren gewaschen, die waren auf der Toilette, die hatten die Fingernägel geschnitten, die hatten ihre Medikamente und waren ärztlicherseits versorgt. Dann sind diese zwei Stunden Bespaßung in Anführungszeichen natürlich leicht durchzuhalten. Die Arbeit, die wirkliche Arbeit, die passiert davor und danach. Und dafür brauchen Sie 24 Stunden jemanden, der diese Menschen pflegt. Das sind drei mal acht Arbeitsstunden, das sind drei Schichten. Und für 80 Euro am Tag, wie in einem Pflegeheim in der Stufe Eins, kriegen Sie in Freiburg nicht mal eine Übernachtung mit Frühstück. Das Problem ist nicht, dass die Heime zu teuer sind, sondern dass der Monat zu lang ist, weil Sie ja 30 Tage 80 Euro haben müssen...

Velten Haben Sie dafür eine Lösung?

Stütz Ich habe keine Lösung, deshalb habe ich das System verlassen.

Velten Weil Sie die Verantwortung hatten, in einem System Lösungen zu finden, die nicht funktionieren, weil das System sie gar nicht ermöglicht?

Stütz Genau. Das ist ja nur die Spitze des Eisberges. Wenn wir jetzt die Betreuung angucken, sehen wir, dass Sie für ein Pflegeheim 50 Prozent Fachkräfte nachweisen müssen. Sie bekommen aber in einer Stadt wie Heidelberg oder Freiburg diese 50 Prozent nicht mehr zusammen. Und es bewerben sich dann Menschen, bei denen Sie sofort merken, das sind Menschen, denen ich eigentlich niemanden anvertrauen kann. Aber Sie stellen sie ein, gegen Ihre eigene Überzeugung, damit Sie die Pflegestufe behalten, damit die Heimaufsichtsbehörde nicht einen Belegungsstopp ausspricht, der wiederum dazu führt, dass Sie das Personal, das Sie jetzt haben, nicht mehr bedienen können. Und dann kommen Sie ganz schnell an organisatorisch-rechtliche Fragen, die für die eigentliche Aufgabe überhaupt keinen Platz mehr lassen.

Velten Es kommt doch vor, dass man ein Gespür hat, wenn man jemandem begegnet, dass man dem gerne die Mutter oder das Kind anvertrauen würde. Auch wenn der keine Ausbildung als Pfleger hat. Man würde ihn sofort einstellen.

Stütz Demgegenüber steht die Akademisierung der Pflege. Da werden noch höhere Hürden aufgebaut, anstatt zu fragen: Was braucht dieser demenzkranke Mensch? Der braucht doch jemanden, der einen Draht zu ihm hat. Vielleicht braucht der gar nicht jemanden, der pflegen kann, sondern jemanden, der zum Beispiel Französisch spricht. Das ist der Ansatz. Der Schlüssel zum Menschen, das ist das Thema.

Velten Haben Sie eine Idee...

Stütz Nein. Nein, ich habe keine Idee, kein Rezept. Ich sehe die Problematiken und glaube, dass jeder, der einen demenzkranken Angehörigen hat, für sich individuell entscheiden muss und in seinem Umfeld schauen muss, ob das Pflegeheim vielleicht das Richtige ist, weil neben der Demenz auch eine große körperliche Pflege notwendig ist, mit offenen Wunden, Parkinson oder so. Oder ist diese Person ausschließlich demenzkrank, und ich kann sie zum Beispiel in der WOGE unterbringen, wo im Vordergrund steht, die Demenzerkrankung adäquat zu versorgen? Oder geht es sogar zuhause mit entsprechender Unterstützung? Was mir noch wichtig ist im Umgang mit Demenzkranken: dass man ihnen im Alltagsgeschehen nicht zu viel abnimmt. Das beginnt damit, dass ich dem alten Menschen die Tasse hinstelle und frage, ob er Kaffee oder Tee möchte. Und wenn er Kaffee sagt, dann wird reflexartig der Kaffee eingeschüttet. Anstatt ihn einfach nur hinzustellen und zu gucken, was er selber kann.

Velten Aber da ist ja meist keine böse Absicht dahinter. Ist das nicht vielleicht auch Respekt vor dem Alter? Man möchte die Menschen bedienen, ihnen helfen...

Stütz Und genau das ist bei der Demenz kontraproduktiv. Man nimmt ihnen diese Dinge ab. Und wenn ich den Bereich der Pflege anschaue, wo sowieso immer Zeit fehlt, passiert das noch öfter. Die Pflegekräfte sind unter Zeitdruck, sie müssen ein gewisses Maß an Pflegequalität sichern. Und wenn sich zum Beispiel der Demenzkranke die Zähne selbst putzt, dann sieht das natürlich anders aus, dann sind sie vielleicht nicht so sauber, aber er hat es selbst gemacht. Er hat für seine Gehirnschichten etwas getan. Er ist in Übung. All das ist mir ganz wichtig! Also, die Frage dahinter, wie muss sich die Stadt verändern, die ist mir zu groß. Nein, mit dem Demenzkranken einfach den Alltag zu leben, das ist das Thema: ihm etwas zuzutrauen, ihn das machen zu lassen, was er noch kann, und ihm nur zur Not, wenn es gar nicht anders geht, etwas abzunehmen.

Velten Ich danke Ihnen sehr für das Gespräch, Herr Stütz.

Stütz Bitteschön.

Gast 6

Walter von Lucadou, Parapsychologe

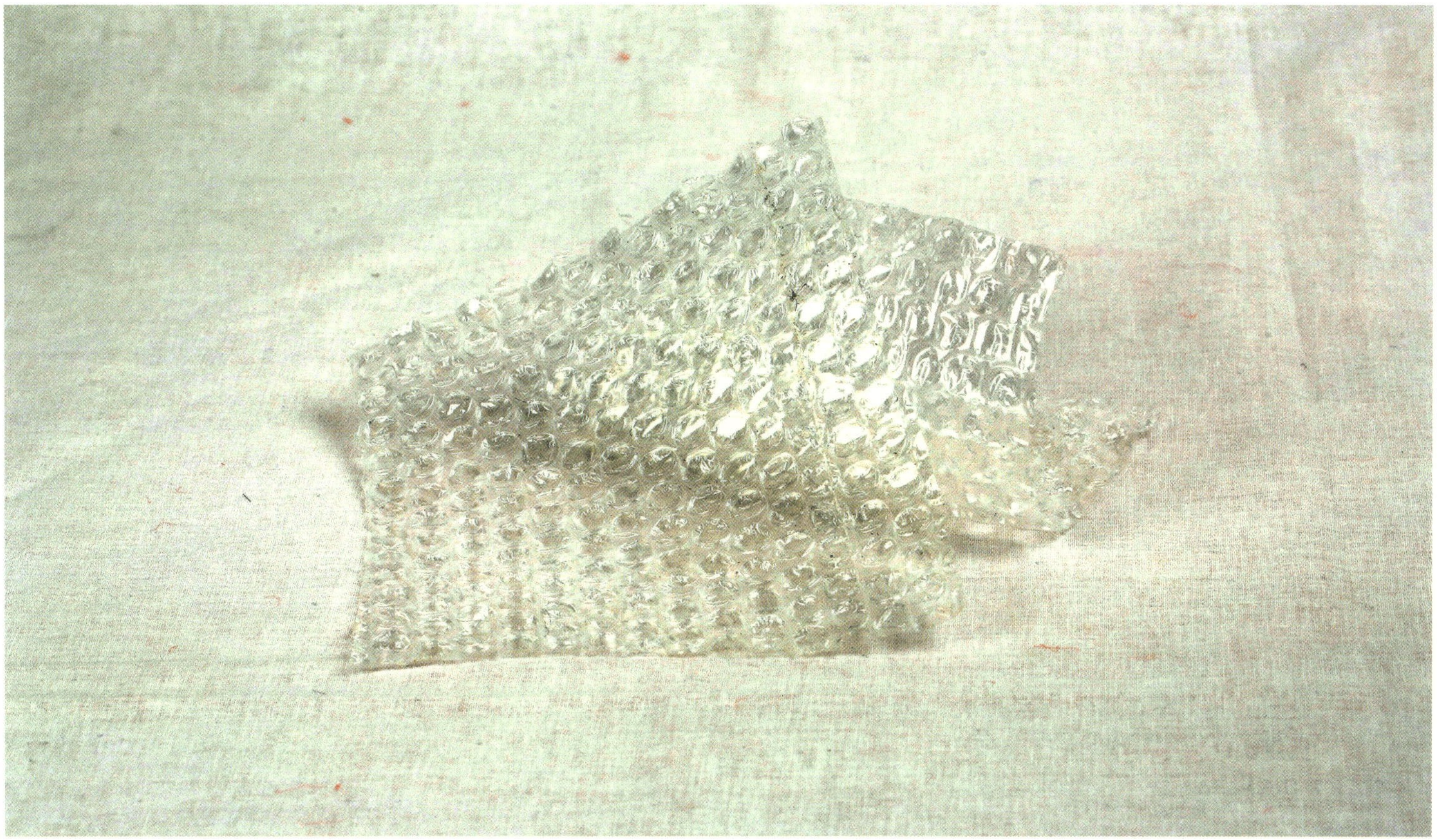

Gastgeschenk: Luftpolsterfolie

Experten der Verschränkung
Walter von Lucadou
Parapsychologe

Till Velten Walter, du bist von Haus aus Physiker und Psychologe. Könntest du mir aus der Sicht eines Wissenschaftlers die Tischrunde in dem Demenzcafé der WOGE beschreiben, wo du am Samstag zu Gast warst?

Walter von Lucadou Ja, das war wirklich ein erstaunliches Erlebnis, und zwar in vielerlei Hinsicht. Einmal auf der menschlichen Ebene, ich war von der Herzlichkeit der Leute, den Betreuerinnen, aber auch den dementen Personen sehr angetan und habe ganz schnell sehr netten Kontakt gehabt. Ich hatte ja ein Geschenk mitgebracht, was (lacht) offensichtlich Anklang fand. Und darüber hinaus habe ich meinen Besuch natürlich auch aus dem Blickwinkel eines Wissenschaftlers betrachtet. Wir haben ja in den Neurowissenschaften so ein Paradigma, das besagt, dass der Mensch, das menschliche Gehirn so eine Art Biocomputer ist. Natürlich nicht genau so wie ein Rechner, aber im Prinzip meint das, dass alles Mentale im Wesentlichen durch das Gehirn geschaffen wird. Das ist ein herrschendes Paradigma, und die Frage ist natürlich: Gibt es Beobachtungen, die dem widersprechen? Das interessiert mich natürlich besonders, und ich glaube, auf einer qualitativen Ebene, auf einer Ebene, auf der man nicht misst, sondern direkte Beobachtungen macht, so wie man früher in der Medizin Fälle beschrieben hat, da glaube ich hier Ansätze dafür gefunden zu haben, dass man dieses Paradigma erweitern muss. Ich glaube, dass es falsch ist, demente Menschen als „defekte Maschinen" zu betrachten.

Velten Heißt das für dich, Demenz gehört in ein Grenzgebiet der Psychologie?

Lucadou Ja. In den Neurowissenschaften hat sich gezeigt, dass man aus Fehlern, die auftreten, und besonders den hirnorganischen Fehlern, sehr viel über die Funktion des Gehirns lernen kann. Das ist eine Seite, aber es ist eben nur eine Seite. Wenn ich jetzt zum Beispiel bei einem Computer mit einer Zange eingreifen würde, und ich würde irgendeinen Draht durchtrennen, dann würde natürlich sofort der ganze

Computer ausfallen, er würde überhaupt nicht mehr funktionieren. Wenn nun beim Gehirn bestimmte Funktionen ausfallen, dann heißt das noch lange nicht, dass man etwas davon merkt. Ich kannte noch diesen Hirnforscher, einer der Pioniere aus den 30er Jahren, der hat immer gesagt, man kann ein faustgroßes Stück Materie aus dem Hirn herausnehmen, ohne dass man überhaupt was davon merkt! Das hat mich sehr beeindruckt. Und natürlich hat man sehr viel gelernt dadurch, dass zum Beispiel durch Blutungen im Gehirn Funktionen ausfallen und man also hier Lokalisationen vornehmen kann. Aber nach wie vor ist es ja ein großes Rätsel, wie das Gehirn zusammenarbeitet. Wie das entsteht, was wir als Bewusstsein bezeichnen. Das ist die eigentliche gegenwärtige Frage. Da steht die Kognitionswissenschaft immer noch vor einem Rätsel. Ich glaube schon, dass ich vor dem Hintergrund meiner eigenen wissenschaftlichen Arbeit etwas dazu sagen kann.

Velten Und wenn wir jetzt auf das Spüren oder Wahrnehmen schauen, was hast du in der Tischrunde mit den demenzkranken Bewohnern der WOGE gespürt?

Lucadou Das ist gerade mein Punkt. Was ich sofort festgestellt habe, war, dass es sehr leicht war, viel leichter als mit anderen Menschen, Kontakt aufzunehmen. Eine Art empathischen Kontakt. Und der ist gelungen. Die Bewohner haben mir immer Bälle zugeworfen. Also, das ist ein schönes, sagen wir mal operationales Kriterium dafür, dass sie gemerkt haben, der neue Gast, denn sie kannten mich ja vorher nicht, ist ein sympathischer Mensch, mit dem man schon irgendwie auskommen kann. Und das ist etwas, was eigentlich, nach dem neurologischen Modell, so gut wie gar nicht möglich ist. Dass man so leicht Zugang findet. Normalerweise finde ich eben zu, sagen wir mal, gesunden Menschen nicht so leicht Zugang. Da gibt es Barrieren rationaler Art, gesellschaftlicher Art. Die scheinen hier, bei den Demenzkranken, in einer gewissen Weise eine geringere Rolle zu spielen. Und das führt mich zu dem theoretischen Aspekt dabei. Es ist bisher nicht gelungen, vernünftig, also bis auf einige Hypothesen, zu beschreiben, was das eigentlich bedeutet, Empathie oder Übertragung. In der Psychoanalyse spricht man von Übertragung. Wir haben dazu ein Modell gemacht. Dieses Modell sagt, dass es im Gehirn zwei verschiedene Formen von Prozessen gibt, die beide gleichzeitig eine Rolle spielen. Das eine sind diese Kausalprozesse, also diese kausalreduktionistischen Prozesse, die mir ermöglichen, aufgrund von neuronalen Prozessen zu sagen, wie das Sehen, das Hören funktioniert. Das andere, das sind Prozesse, die man nicht kausalreduktionistisch beschreiben kann, und die nennen wir Verschränkungsprozesse. Verschränkung heißt, dass hier das gesamte System, das gesamte Gehirn etwas macht, was ich nicht reduzieren kann auf ein einzelnes Neuron und so weiter. Man spricht ja viel von Spiegelneuronen. Aber das meine ich hier nicht. Sondern ich meine, dass so etwas wie Empathie gespürt werden kann. Mein Eindruck ist, und das ist wirklich etwas Neues und sollte vielleicht in der Geriatrie, in der Psychologie im Auge behalten werden, dass offensichtlich, wenn das Gehirn funktional nachlässt, wenn die neuronalen, kausalen Prozesse nachlassen, dass dann offensichtlich die Verschränkungsprozesse wichtiger werden.

Velten Oft wird ja gesagt, Menschen, die an einer Demenz leiden, neigen zu Aggressionen.

Lucadou Ich hatte überhaupt nicht diesen Eindruck. Ich hatte die Wahrnehmung, dass die Menschen sehr liebevoll mit mir umgegangen sind, obwohl sie eigentlich mit einem ganz fremden Menschen konfrontiert waren und deswegen eigentlich sehr vorsichtig sein müssten. Das wäre das biologische Modell. Ich bin konfrontiert mit etwas Fremdem, da muss ich mich erstmal zurücknehmen. Dieses Verhalten haben sie aber nicht gezeigt. Am Anfang haben sie mich angelächelt, ganz schüchtern, und dann hat die Frau, die neben mir saß, mir plötzlich ganz leicht über den Arm gestreichelt. So ganz vorsichtig gestreichelt. Das war eine so rührende Geste...

Velten Und du glaubst, das hat auch damit zu tun, wie du ihnen begegnet bist?

Lucadou Ja. Ich glaube, wie sie reagieren, hängt davon ab, wie man den dementen Menschen begegnet.

Velten Und wie wird den dementen Menschen in dem Wohnprojekt WOGE begegnet?

Lucadou Ich muss sagen, was natürlich sehr für dieses Projekt spricht, sie haben liebevolle Betreuerinnen und Betreuer. Wenn demente Menschen in ihrer Familie leben, dann passiert Folgendes, und das ist absolut verständlich: Je weiter die Demenz fortschreitet, umso größer ist der Stress für die Angehörigen. Die leiden unter einem ganz extremen Stress. Sie haben natürlich diese moralische Verpflichtung, dem bedürftigen und kranken Menschen zu helfen. Das heißt, sie werden natürlich niemals ein böses Wort zu ihm sagen. Das haben sie gelernt, dass man das nicht machen soll. Die Aggression wird verdrängt, und das verursacht Stress, der wiederum verdrängt wird. Und nun ist es so, dass bei dieser Verschränkungswahrnehmung, so nenne ich das, genau diese Dinge unmittelbar wahrgenommen werden. Gerade von den Dementen, bei denen die normale Wahrnehmung ja in den Hintergrund tritt. Sie spüren dafür ganz sensibel die Atmosphäre.

Velten Die Schwingung.

Lucadou Die Aggressionen. Und gerade die, die nicht ausgedrückt werden. Und dann müssen sie natürlich auch aggressiv reagieren. Deswegen kommt es, meiner Ansicht nach notwendigerweise, zu aggressivem Verhalten. Das kann man aber vermeiden, wenn man das weiß. Also, wenn man dieses Konzept der Verschränkungswahrnehmung ernst nimmt, dann weiß man, man braucht Menschen, die... In der Familie gibt es ja immer Rollenzuweisungen. Da hat jeder seine Rolle. Und wenn er sie nicht mehr einnehmen kann, wenn also der Vater nicht mehr die Vaterrolle übernehmen kann, wenn er nicht mehr die Hauptperson ist, die in manchen Familien gefordert wird, die Entscheidungen treffen kann, die sozusagen für alles gerade steht, dann wird natürlich rational gesagt: „Ja, das kann er nicht mehr!" Aber die Wünsche und das Rollenverhalten...

Velten ...die bleiben...

Lucadou ...die bleiben, ja, und plötzlich gibt es eine Kollision dieser verschiedenen Rollenzuweisungen. Und deswegen haben Familienangehörige eigentlich keine Chance, diese Situation irgendwie zufriedenstellend zu lösen. Deswegen finde ich das gut, wenn demente Menschen in Gruppen leben, wo man darauf Rücksicht nehmen kann. Auf der anderen Seite bin ich natürlich dagegen, dass man demente Menschen sozusagen aus der Gesellschaft heraus isoliert. Denn, das sagt jetzt auch wieder dieses Modell, sie sind ja sozusagen Experten der Verschränkung.

Velten Das heißt, wir brauchen das Miteinander.

Lucadou Sie brauchen andere Menschen und sie brauchen normale Menschen. Nicht nur die Dementen, sondern ganz normale alte Menschen. Dann kann sich dieses System gegenseitig stützen. Das ist eine Beobachtung. Also, es braucht gemischte Alten- und Pflegeheime, wo also einigermaßen gesunde nicht-demente Menschen mit dementen Menschen zusammenleben. Das hat man beobachtet. Dazu gibt es klinische Studien, die eindeutig gezeigt haben, dass das gut geht. Und sogar für beide ein Gewinn ist. Ich muss sagen, diese kurze Begegnung in der WOGE war für mich eine richtige Bereicherung...

Velten Wenn also gesunde Menschen und demente Menschen zusammen in einer Atmosphäre leben, wo keiner dieser Stressfaktoren eine Rolle spielt, dann kann das für beide fruchtbar sein?

Lucadou Ja. Ich denke, dass man das verfolgen sollte. Verstehen kann man das natürlich nicht, wenn man ein kausalreduktionistisches Modell annimmt. Da macht diese Überlegung überhaupt keinen Sinn. Dann ist da eine defekte, demente Maschine, und was soll man sich mit einer defekten Maschine abgeben...

Velten Mir kommt es so vor, als ob die Demenz in der Gesellschaft das vollendet, was wir Menschen gegenwärtig leben. Den erinnerungslosen, radikalindividualistischen Single. Der schlägt ja in der Demenz ganz durch. Würdest du dem zustimmen?

Lucadou Das ist natürlich eine soziologische Betrachtungsweise.

Velten Ja, mich interessiert, ob man über Demenz nicht als Krankheit reden kann, sondern darüber, was das Phänomen mit uns macht. Was wir noch nicht haben.

Lucadou Es gibt eine Kultur, ich kann sie jetzt nicht verorten, wo die Alten, meistens wirklich sehr alte Leute, ungeheuer viel Alkohol konsumieren und meistens wirklich aufgrund des Alkoholkonsums dement sind. Trotzdem werden sie hoch geachtet, und es wird sogar befolgt, was sie sagen! Das finde ich sehr erstaunlich! Denn bei uns heißt es ja, eine Maschine, die nicht funktioniert, die kann auch nichts Gescheites liefern, und deswegen brauchen wir solche Maschinen

nicht in unserer Umgebung, und deswegen werden sie eben ausquartiert. Aus Pietätsgründen (lacht) wird man sie nicht gleich abschalten, aber man wird sie eben in Einrichtungen unterbringen, wo sie keinen Schaden anrichten können. Hier geht es also um Schadensbegrenzung, und da stehen natürlich Ängste dahinter. Das entspricht, soziologisch gesehen, einem Modell vom Menschen als einer smarten, perfekt funktionierenden Maschine, die im Produktionsprozess gezielt eingesetzt werden muss, bei der das Kosten-Nutzen-Verhältnis stimmen muss und so weiter.
Das ist ziemlich unmenschlich. Aber um noch einmal auf deine Frage zurückzukommen: Natürlich ist Demenz keine individuelle Krankheit. Das ist ein soziologisches Phänomen. Dieses Problem taucht doch bei allen psychischen Krankheiten auf. Zum Beispiel bei der Schizophrenie. Da gibt es eine lange Diskussion über die Frage, ob Schizophrenie eine individuelle Krankheit ist oder nicht viel eher ein gesellschaftliches Phänomen. In den 70er Jahren begann ja diese Bewegung, da hat man die Leute aus der Psychiatrie rausgeholt. Ich glaube, es ist immer beides. Natürlich liegt bei einer Demenz eine Veränderung des Menschen vor und die Umgebung muss darauf adäquat reagieren. Aber deswegen verliert der demente Mensch doch seine Würde nicht.
Und noch ein Aspekt ist mir wichtig. Ich teile das Leben in Lebensphasen. Natürlich ist das individuell, aber grundsätzlich braucht man erstmal dreißig Jahre, um überhaupt die Welt kennen zu lernen. Da gehört die Ausbildung und so dazu. Wir brauchen diese Zeitspanne, um zu schauen, wie diese Welt aussieht. Um zu wissen, wo wir uns eigentlich befinden. Dann, die nächsten dreißig Jahre, die sind dazu da, um in der Welt was zu bewegen. Irgendetwas zu machen, einen Beruf auszuüben oder etwas zu tun, was einem wichtig ist. Und dann hat man noch mal dreißig Jahre Zeit, wenn es gut läuft. Und diese Zeit sollte man sich dafür nehmen, sich aus diesem wunderbaren Gebilde, was wir als Welt bezeichnen, wieder...

Velten ... zu lösen.

Lucadou ... zu verabschieden, genau. Verabschieden heißt nicht einfach: Sargdeckel zu und aus. Verabschieden tut man sich von Dingen, die einem etwas wert sind. Ein Mensch, der sich aus der Welt verabschiedet, drückt die Wertschätzung der Welt aus, die er kennen gelernt und in der er gewirkt hat. Aber auch die eigene Wertigkeit. Und ich denke, dass Menschen, die dement sind, sozusagen Experten der Verabschiedung sind. Ihr Körper ist noch in der Welt, aber ihr Bewusstsein hat sich teilweise schon daraus zurückgezogen. Aber nicht in der Art, dass man sagen könnte, es ist gar nicht mehr da, sondern sie haben nur sozusagen den kausalreduktionistischen Teil zurückgenommen. Und vielleicht ist das eben sogar ein großer Vorteil. In der Bibel steht singgemäß: Wenn ihr nicht werdet wie die Kinder, dann könnt ihr nicht ins Himmelreich. Und da ist ja wirklich was dran. Diese Wirksamkeit, dieses Bedürfnis, immer alles im Griff haben zu müssen, auf alles vorbereitet zu sein und immer reagieren zu können, das sind kausalreduktionistische Aspekte, und die nehmen ab.

Velten Das heißt, die dementen Menschen sind uns nicht-dementen Menschen vielleicht schon einen Schritt voraus?

Lucadou Es gibt Menschen, ich würde es mal so formulieren, die haben sich schon so weit aus dieser Welt zurückgezogen, dass nur noch ihr Körper da ist. Mit ihrem Geist sind sie schon woanders, wir wissen nur nicht, wo. Dazu gibt es natürlich auch eine Theorie, von Sir John Eccles. Er vertritt ein dualistisches Modell des Bewusstseins. Er sagt, das Bewusstsein spiele gewissermaßen auf dem „Gehirnklavier", sei aber etwas, was unabhängig vom Gehirn existiert.

Velten Gib bitte mal ein Beispiel.

Lucadou Wir wissen ja nicht, was mit unserem Bewusstsein geschieht, wenn wir sterben. Es gibt diese Nahtoderfahrung. Das gehört zu dem Bereich der Dinge, die ich untersuche. Und da gibt es diese Aussage von Betroffenen, dass sie die Erfahrung gemacht haben, ihren Körper zu verlassen und diesen Körper unter sich liegen zu sehen. Jetzt sagen die Neurologen, das ist ein durch Sauerstoffmangel ausgelöster Abschaltprozess, der dann so erlebt wird. Aber ich halte nicht für ausgeschlossen, dass das Bewusstsein in einer gewissen Weise weiterexistiert. Wo auch immer. Und dass es eben den Körper verlässt.

Velten Und das heißt für die Demenz?

Lucadou Wenn jemand dement ist, verlässt sein Bewusstsein den Körper. Das ist doch ein gutes Modell.

Velten Wenn das Bewusstsein dieser erkrankten Menschen, sagen wir mal, woanders ist, brauchen wir dann ein anderes Sorgeverständnis? Kommt durch diese Krankheit, durch dieses Phänomen ein anderes Sorgeverständnis in die Welt?

Lucadou Also, ich halte ja viele Vorträge, und ich habe häufig mit Menschen zu tun, die mit Alten oder mit Sterben zu tun haben. Die kommen zu meinen Vorträgen, weil ich auch über Nahtoderfahrungen und solche Sachen spreche. Zum Beispiel über paranormale Erfahrungen im Umfeld des Sterbens. Es kommen sehr viele Menschen aus dem Pflegebereich und mir fällt auf, dass die Pflege-Spezialistinnen und -Spezialisten ihre im Alltag gemachten Beobachtungen nie erzählen. Und wenn ich sie nach Vorträgen darauf anspreche, sind die so richtig erleichtert und sagen, endlich können wir mal darüber reden. Denn das sind Sachen, die es ja offiziell nicht gibt, und wenn man die erzählt, wird man für verrückt gehalten. Dazu gehören zum Beispiel Erscheinungen, die Menschen haben. Es gibt ganz merkwürdige Phänomene, wenn Menschen sterben, dass dann zum Beispiel die Pflegepersonen vorher davon träumen oder Wahrnehmungen haben, die sie nicht für möglich gehalten haben. Ich bin überzeugt, dass in der Demenz und beim Sterben Menschen solche Verschränkungsphänomene wahrnehmen. Weil es aber nicht in der kausalreduktionistischen Weltsicht eingeordnet werden kann, wird es verschwiegen. Das ist natürlich für niemanden hilfreich. Nicht für das Pflegepersonal, das nicht weiß, wie es damit umgehen soll und zum Teil auch

Angst davor hat. Und auch für die Tatsache nicht. Deswegen denke ich, sollte man solche möglichen Erfahrungen in der Ausbildung von Pflegekräften integrieren. Sie müssen wissen, dass solche Sachen passieren können. Es gibt noch ein Phänomen, das zeigt, dass man hier noch nicht viel versteht. Dieses Phänomen ist in der Medizin beschrieben worden als finale Klarheit. Dieses Phänomen bezieht sich darauf, dass bei manchen Menschen, auch wenn sie dement sind oder schwerkrank oder sogar psychotisch über viele Jahre, dass kurz vor ihrem Tod sich so etwas wie eine Klarheit einstellt. Die Menschen sind vollkommen geordnet, sind bei vollem Bewusstsein und verstehen genau, in welcher Situation sie sind. Und können sich mit ihren Angehörigen noch besprechen. Früher sind die Menschen ja nicht so isoliert im Krankenhaus oder im Hospiz gestorben wie heute. Im Mittelalter zum Beispiel, da war es eigentlich üblich, dass alle Menschen, alle Angehörigen zu den Sterbenden gekommen sind und sie, auch über längere Zeit, begleitet haben. Da kam die Familie zusammen, auch Priester, Gaukler, Künstler...

Velten Wie eine Art Abschiedsveranstaltung, wo alle Vertreter der Gesellschaft zusammenkommen.

Lucadou Es gibt Abbildungen in mittelalterlichen Gesundheitsbüchern, da hat man gemeinsam Abschied genommen von dem Verstorbenen. Das war für die Betroffenen ganz wichtig.

Velten Für die Sterbenden und die Angehörigen.

Lucadou Heute gibt es diese Hospizbewegung, und das finde ich schon sehr wichtig, aber natürlich ist es da auch immer noch so, dass die Gesellschaft außen vor bleibt. Im Mittelalter hat man von der *ars moriendi* gesprochen, der Kunst zu sterben. Ich glaube, die Demenz ist eine Art längerer Sterbeprozess. Und der sollte sachgerecht und vernünftig ablaufen. Da gehören all die genannten Aspekte dazu. Und das würde natürlich ganz klar neue Perspektiven für die Pflege und die Betreuung eröffnen.

Velten Und warum, glaubst du, passiert das nicht? Was sind, deiner Meinung nach, die Barrieren?

Lucadou Die Barrieren sind ganz eindeutig zunächst mal psychologischer Art. Da ist die Angst. Bei uns wird der Tod verdrängt. Schreckliche Sachen passieren im Fernsehen, wir sehen Kriegsschauplätze, schreckliche Unfälle. Wir wissen, dass da jemand stirbt, aber trotzdem wird der Tod verdrängt. Man tut so, als würde man unendlich lange leben. Früher hat man den Tod deswegen nicht verdrängt, weil er zuhause, vor den Augen der Betroffenen stattgefunden hat. Außerdem hatte man eine ganz andere Weltsicht, eine religiöse Weltsicht. Das Menschenbild war ein religiöses, der Mensch als Abbild Gottes... Den kann man ja nicht einfach so abschalten. Und heute herrscht eben dieses medizinische Paradigma. Da hat man eine funktionsuntüchtige Maschine vor sich liegen, die muss man halt irgendwie noch entsorgen und dann muss man noch ein bisschen folkloristisches Trallala für die Angehörigen machen, weil die natürlich traurig sind. Aber das ist auch nur ein psychologisches Problem. Heute nennen wir das Problem auch nicht mehr Trauer, sondern Depressionen und das ist dann auch wieder behandlungswürdig. Früher hat man zu tun gehabt mit trauernden Menschen. Da trugen die unmittelbaren Angehörigen ein Jahr lang Schwarz. Und jeder wusste, der Mensch ist in Trauer. Und es wurde respektiert. Das gibt es heute alles nicht mehr. Heute muss man möglichst schnell wieder fit sein.

Velten Verbirgt sich dahinter nicht eine ganz grundsätzliche Unfähigkeit, sich mit dem Tod und der Trauer auseinanderzusetzen? Glaubst du, dass unsere Angst vor dem Vergessen zugenommen hat?

Lucadou Ja, das sind zwei wichtige Aspekte. Gedächtnis, Erinnern ist ja eine kognitive Fähigkeit, die gefordert wird. Ich muss ja, wenn ich richtig leben will, nicht nur tausende von Regeln (lacht) kennen, was ich alles darf und was nicht, sondern ich muss ja auch technische Geräte bedienen. Und wenn man sich die Bedienungsanleitungen anschaut, das sind ja halbe Promotionen, die man erst einmal bewältigen muss … Und ein Mensch, der ein eingeschränktes Erinnerungsvermögen hat, ist nicht mehr funktionstüchtig. Früher wurde das nicht so gesehen. Da spielte das Gedächtnis zwar eine Rolle, aber es war nicht so im Fokus. Und heute gilt eben das Paradigma, dass ein Mensch eine funktionierende Maschine sein muss. Das sieht dann so aus, als sei das Vergessen nur ein partieller Defekt, den man ausschalten oder reparieren kann. Es wird nicht existentiell gesehen. Aber die Idee, dass ein Mensch Abschied nimmt, und damit auch Abschied von seiner Erinnerung, ist ein existentieller Aspekt.

Velten Was glaubst du, können wir durch diese Krankheit gewinnen? Mit Verhaltensweisen, die wir nicht verstehen, besser umzugehen? Lernen wir eine neue Form des Kümmerns?

Lucadou Menschen, die mit Dementen professionell zu tun haben, beschreiben ja häufig, dass das eine Bereicherung ist. Was immer sie darunter verstehen. Meistens ist es auf einer emotionalen Ebene. Ich würde sagen, ja, da müssen neue Formen gefunden werden. Also, ich möchte mal so sagen, der demente Großvater, der auf dem Hof irgendwie noch rumläuft, manchmal auch noch mithilft, der von allen mehr oder weniger akzeptiert und toleriert wird, und der isst halt beim Mittagessen mit, und dann kümmert sich mal jemand und hilft ihm vielleicht dabei, ins Bett zu gehen und so, das fällt doch gar nicht ins Gewicht! Aber wenn ich natürlich eine Einrichtung habe, in der hundert demente Menschen leben, dann muss ich einen riesigen Aufwand treiben. Die müssen versorgt werden und so weiter. Das sind alles Konzepte, die man sich überlegen muss. Das ist inzwischen, so, wie wir leben, zu einem politischen Problem geworden.

Velten Wenn du jetzt den dritten Akt deines Lebens anguckst, welches soziale Umfeld wünschst du dir?

Lucadou Du meinst den Abschied … Was ich mir natürlich

wünsche, das ist das, was, wie ich glaube, jeder Mensch sich wünscht: dass er im Kreise seiner Familie oder seiner Freunde sein kann, dass er sich von den Menschen, die ihm wichtig waren, verabschieden kann und das Gefühl hat, er lässt keine verbrannte Erde zurück. (Pause) Es gibt ja diesen berühmten Film über diesen Zeitungsmogul in Amerika …

Velten Citizen Kane.

Lucadou Citizen Kane, richtig, danke. Dieser Film beginnt ja damit, dass der Mann stirbt, und sein ganzes Leben läuft noch mal vor seinen Augen ab. Und am Ende geht es nur noch um diese Schneekugel, die runterfällt und wegrollt. Sein ganzes Leben war er mächtig und groß und hat alles nur unter diesem Aspekt gesehen. Und alle kleinen menschlichen, zwischenmenschlichen Beziehungen, das alles war ganz weit weg. Und das kommt dann wieder zurück. Es bleibt am Ende dieses *rosebud*, das stand auf dem Schlitten, den er als Kind geschenkt bekommen hat. Menschen, die so etwas nicht haben, die sind dann arm dran, wenn sie sterben müssen.

Velten Wie kam dein Gastgeschenk an?

Lucadou Das kam gut an. Es ist schwierig, ein Geschenk zu finden für Menschen, die man nicht kennt und von denen man nicht weiß, worüber sie sich freuen. Ich habe mir einfach gesagt, ich nehme etwas, was mir Spaß macht, kindlichen Spaß … Als diese Verpackungsfolien mit den Bläschen aufkamen, habe ich natürlich ausprobiert, sie knallen zu lassen, und fand das total faszinierend. Und mir ist aufgefallen, dass alle Leute das machen, wenn sie das Zeug in die Hand kriegen.

Velten Du meinst das Zerdrücken der Luftblasen?

Lucadou Genau. Erstens ist das etwas Praktisches, da braucht man keine langen Überlegungen dazu, und es ist etwas, was unmittelbar Spaß macht, weil man etwas spürt. Und dann gibt es noch den Aspekt, dass das ein irreversibler Prozess ist. Es geht etwas kaputt, was man nicht wiederherstellen kann. Und manche tun es, sie zerdrücken die Blasen, und manche tun es nicht. Das ist ein bisschen wie ein Abbild des Lebens. Man tut etwas, und dann wird etwas immer weniger. Das fand ich auch symbolisch irgendwie ein schönes Geschenk. Wenn man Kinder hat, weiß man, dass Kinder eben nicht so gern mit dem vorgefertigten Kreativspielzeug spielen, sondern viel lieber mit alten, leeren Spüliflaschen und so. Das finden die viel interessanter. Und ich habe mir gedacht, warum soll das denn bei erwachsenen Leuten anders sein?

Velten Ich danke dir sehr für das Gespräch, Walter.

Gast 7

Diana Bölle, Frisörin

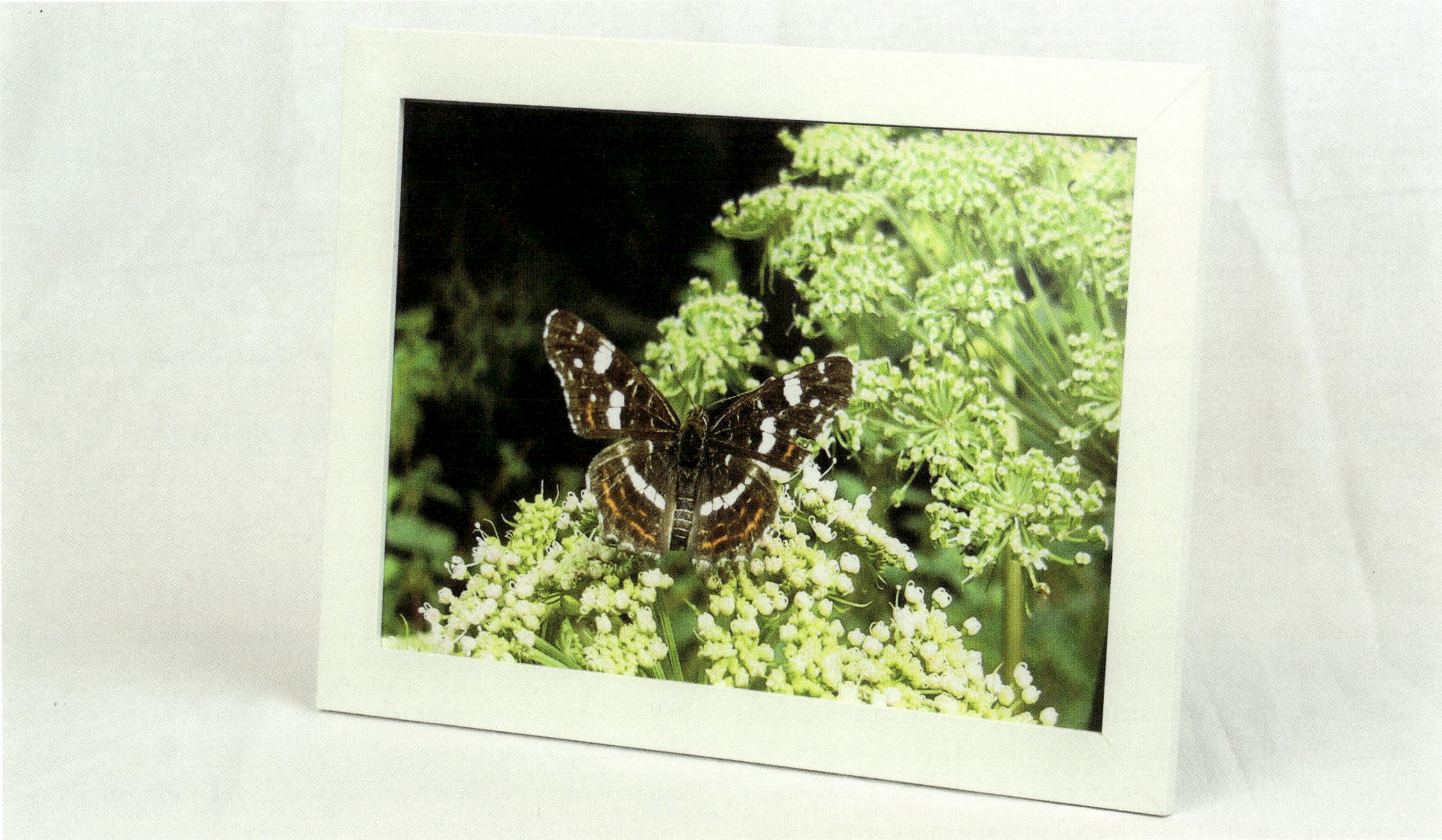

Gastgeschenk: Schmetterlingsfoto

Ins Gesicht gespuckt
Diana Bölle
Frisörin

Till Velten Frau Bölle, Sie sind Friseuse...
Diana Bölle Frisörin sagt man inzwischen, eingedeutscht ist das jetzt.
Velten Wie kamen Sie auf die Idee dieser, sagen wir: mobilen Kunstinstallation, wenn Sie da mit Ihrem Tisch ankommen und die Menschen frisieren?
Bölle Die Idee ist eigentlich schon mehr als zehn Jahre alt. Der Anfang war, dass ich über das brennendste Problem der Menschheit nachgedacht habe: Wie kann man der Zeitnot entgegenwirken? Indem man zum Kunden hinkommt. Meine Ausgangsgedanken waren, ich besuche zum Beispiel Firmen und versuche, mir in deren Räumen einmal im Monat einen Raum einzurichten, in dem ich Haare schneiden kann.
Velten Machen Sie das noch?
Bölle Nein. Es war schwierig vor zehn Jahren... wie soll ich sagen... Menschen zu finden, die mir gedanklich folgen konnten, da gab es nur ganz wenige. Ich habe nur eine Werbegemeinschaft hier in Freiburg, die sich das vorstellen konnte, und da habe ich dann am Anfang im Bistro der Firma Haare geschnitten.
Velten Erleben Sie das als etwas Positives für die Dementen, wenn Sie ihnen bei der Arbeit nah kommen, wenn Sie sie berühren?
Bölle Ja, die meisten haben Erinnerungen daran wie an etwas Vertrautes. Haare waschen und gepflegt werden, habe ich den Eindruck, erinnert sie an Kindheitstage, und sie fühlen sich da eingebettet.
Velten Aufgehoben?
Bölle Aufgehoben, ja.
Velten Hat denn das Frisieren auch etwas mit Liebe zu tun? Ein Akt der Liebe, dass man den anderen umhüllt und schön macht?
Bölle Wenn ich das, was ich tue, nicht liebe, kann ich nicht mit Menschen arbeiten.
Velten Kann es vorkommen, dass sich eine Ihrer Kundinnen irgendwann nicht mehr an Sie erinnert?

Bölle Selbstverständlich, das passiert häufiger.
Velten Und wer ruft Sie zum Frisieren? Die Kundinnen selbst, die Angehörigen oder die Betreuer?
Bölle In der Regel sind es die Angehörigen oder die Betreuer – Kundinnen nur dann, wenn sie noch klar und eindeutig im Sprechen und Handeln sind.
Velten Wie kommen Sie zur WOGE?
Bölle Über Frau Kraus, ich hatte ihrer Tochter die Hochzeitsfrisur gemacht und sie war begeistert von der Art und Weise, wie… und außerdem geht Frau Kraus nicht gern zu einem niedergelassenen Frisör, weil sie ja auch immer in Zeitnot ist und… ja, und sie möchte einfach die Intimität ihres eigenen Umfeldes behalten und da drin frisiert werden. So haben wir uns dann kennen gelernt. Die WOGE selber betreue ich gar nicht. Ich habe sie jetzt erst kennen gelernt und bin komplett begeistert. Im Vergleich zu anderen Zentren ist mir aufgefallen, dass die Bewohner dort wesentlich ruhiger sind. Also auch in ihrer Demenz wesentlich ruhiger. Ich glaube, die Art dort kommt den Bewohnern absolut zugute.
Velten Könnten Sie sich denn vorstellen, wenn Sie mal älter sind, selbst dort zu leben?
Bölle Ich bin tatsächlich gerade dabei, mir Gedanken darüber zu machen, wie ich später leben möchte, und habe mir entsprechendes Buchmaterial besorgt, ja. Ich habe den Wunsch, jetzt schon einen geeigneten Ort zu finden.
Velten Glauben Sie, dass das Frisieren auch einen heilenden Effekt hat?
Bölle Auf jeden Fall.
Velten Was genau passiert da?
Bölle Ich glaube, die Zuwendung über einen längeren Zeitraum und von einer einzelnen Person wird in den meisten Fällen als angenehm wahrgenommen. Es sei denn, die Demenz ist weit fortgeschritten, da kann das auch andere Auswüchse haben.
Velten Bekommen Sie auch Ablehnung zu spüren?
Bölle Ja. Ganz genau.
Velten Und wie äußert sich die?
Bölle Wollen Sie das wirklich wissen?
Velten Ja. Spucken?
Bölle Ja. Anspucken. Oftmals wird gar nicht gesprochen, sondern es wird reagiert, einfach ins Gesicht gespuckt zum Beispiel.
Velten Sie drehen sich um und spucken Sie an?
Bölle Und wenn die Sprache noch vorhanden ist, kommen dann Äußerungen, die unter die Gürtellinie gehen. Aber die Menschen wissen es ja nicht mehr. Als ich zum ersten Mal damit in Kontakt kam, war ich bestürzt und gleichzeitig traurig. Ich habe dann richtig mit mir gekämpft, ob ich mir das überhaupt über einen längeren Zeitraum vorstellen kann, Haare zu schneiden in Dementen-Einrichtungen…
Velten Ist denn das Haareschneiden etwas Intimes?
Bölle Ja, das ist es auf jeden Fall.
Velten Woher kommt das? Weil die Haare nur hier oben und im Schambereich wachsen? Was sind die Haare für Sie?

Bölle Die Haare sind der Schmuck eines jeden Menschen. Stellen Sie sich mal vor … Krebskranke nach der Chemotherapie zum Beispiel müssen sich erstmal damit auseinandersetzen, keine Haare mehr zu haben. Das ist so ein Selbstwertverlust, unglaublich.

Velten Wenn man Frisörin lernt: Wird das vermittelt, dass es einer der heiligsten Momente für einen Menschen sein kann, sich die Haare machen zu lassen?

Bölle Das ist … ich würde fast sagen … im Laufe der Geschichte des Berufes vergessen worden. Denken Sie mal an die Ägypter, was die für einen Haarkult betrieben haben, überhaupt Körperkult, mit Düften, Duftkegeln, Perücken und so weiter …

Velten Ist Ihnen das immer bewusst, wenn Sie sich einem Kunden nähern?

Bölle Naja, ich bin nun 53 Jahre alt und arbeite schon seit 35 Jahren in meinem Beruf, und es gab Zeiten in meinem Leben, da habe ich gehadert mit meinem Beruf – eben weil mir die Anerkennung für den Berufsstand gefehlt hat.

Velten Weil es Billigprodukte wie *Cut to go* gibt?

Bölle Genau, das ärgert mich. Es gibt noch andere Wörter, die mir echt Angst machen, zum Beispiel *Hairfactory*.

Velten Wie schaffen Sie es, dass die dementen Menschen sich Ihnen mit Wohlgefühl ergeben? Arbeiten Sie mit Düften? Oder mit Vertrauen?

Bölle Also, meine Erfahrung ist, dass es gut ist, es so zu lassen wie es ist, ja, jegliches … ich sage mal, Näherkommen wäre oder ist fast nicht machbar. Da lasse ich es, denn es gibt keinen Zugang, das muss man akzeptieren lernen.

Velten Kränkt Sie das?

Bölle Jetzt nicht mehr, am Anfang ja. Ich hatte ja keine Ahnung, wie der Verlauf einer Demenz ist, und nach meinem ersten Zusammentreffen habe ich mich dann damit beschäftigt, um mir meine eigene Arbeit leichter zu machen und um mein Seelenleben in Ordnung zu halten. Denn es ist für mich wichtig, dass ich die eigene Ruhe behalten kann.

Velten Was war denn Ihr Gastgeschenk für die Menschen in der WOGE?

Bölle Ich habe ein Bild von einem Schmetterling mitgebracht, den ich auf einer Wanderung fotografiert hatte, und das Bild habe ich vergrößert. Das habe ich mitgebracht.

Velten Das ist schön. Versuchen Sie, in Ihrer Arbeit Schönheit herzustellen?

Bölle Ja.

Velten Und wovon lassen Sie sich da leiten? Was ist für Sie Schönheit? Was ist die Schönheit eines demenziell veränderten Menschen? Versuchen Sie, sich so etwas wie ein Urbild der Person zu imaginieren?

Bölle Einige Bewohner haben Bilder in ihren Zimmern, die an die Vergangenheit erinnern …

Velten Fotos.

Bölle Ja, Fotos … Oder sie hängen an der Eingangstür und zeigen die Bewohnerin, wie sie aussah, als sie eingezogen ist. Daran versuche ich mich zu orientieren.

Velten Geht das?
Bölle Oft. Manchmal gibt es natürlich Differenzen zwischen den Angehörigen und mir, wenn zum Beispiel jemand möchte, dass die Mutter genau so aussieht wie in der Vergangenheit. Aber seitdem sind halt viele Dinge passiert, und manchmal fehlt die Akzeptanz, dass die demente Person manche Dinge nicht mehr zulässt. Zum Beispiel Haare färben, was Bewohnerinnen in der Vergangenheit regelmäßig haben machen lassen, die dann im dementen Zustand plötzlich Hände und Füße in Bewegung setzen und das nicht mehr wollen.
Velten Warum?
Bölle Es ist schwierig, sich in einen Dementen hinein zu versetzen, ich kann Ihnen darauf keine Antwort geben. Möglicherweise ist es irgendetwas, das ihm fremd vorkommt. Oder er mag es halt einfach nicht mehr. Das ist das wirklich Anstrengende oder halt Sensible an dem Ganzen – dass man die Menschen wirklich ganz genau immer wieder beachten und beobachten muss. Das ist mir wichtig. Ich versuche, die Würde der Menschen zu wahren und nicht einfach über ihren Kopf hinweg zu bestimmen. Oder im wahrsten Sinne des Wortes über den Kopf.
Velten Also, dass man die Würde des Menschen wahrt, das hat auch mit der Frisur zu tun? Mit dem Kopf?
Bölle Ja, mit dem Kopf. Wobei, was den Kopf angeht, habe ich noch eine andere Idee: Der Kopf ist unser Schaltzentrum. Wenn man in einem lichten Moment spürt, dass da etwas mit einem nicht in Ordnung ist, dass einem die Regie über sich selbst genommen wird – das macht Angst.
Velten Und von wem wird einem diese Gewalt über sich selbst genommen?
Bölle Zum Teil durch die Krankheit natürlich. Und auch körperlich kann man manche Dinge einfach nicht mehr tun. Sie vergessen zu gehen zum Beispiel. Sie wissen nicht mehr, wie Gehen geht. Und automatisch lässt die Muskulatur nach, das sind halt Dinge, das merkt man, wenn man selber mal ein Gipsbein hat.
Velten Was wissen Sie von Ihren Kunden? Kennen Sie ihre Herkunft und was sie für Beeinträchtigungen haben, ob sie Angehörige haben? Ob sie geliebt sind oder nicht?
Bölle Ich habe wenig Informationen, ich muss mich zum größten Teil auf mich selber verlassen, auf meine Eindrücke. Ich mache mir auch Notizen.
Velten Schenken Ihnen die Kunden etwas, manchmal?
Bölle Ja, (lacht) manchmal möchten sie mir ihre Habseligkeiten schenken, was ich allerdings nicht annehme, also Schmuck zum Beispiel oder auch höhere Geldbeträge. Aber das kommt für mich nicht in Frage, das weise ich immer ab.
Velten Also gibt es schon eine tiefere Beziehung zu Ihnen…
Bölle Ja.
Velten Eine Sympathie?
Bölle Ja. Ja.
Velten Haben Sie auch mit den Kindern zu tun oder den Enkeln?

Bölle In den meisten Fällen nur, wenn Unzufriedenheiten da sind, bei Reklamationen. Im positiven Fall kommt eher nichts.
Velten Und Sie betreuen Ihre Kundinnen bis zum Tod?
Bölle Ja.
Velten Frisieren Sie auch die Leichen?
Bölle Nein. Meine Dienstleistung hört schon vorher auf. Weil ich einige Damen und auch Herren bedient habe, erkenne ich schon ein bisschen, wenn das eintritt...
Velten ...die Sterbephase...
Bölle Hmm. Und in der lasse ich dann die Menschen so...
Velten ...wie sie sind...
Bölle Hmm.
Velten Berührt Sie das, wenn jemand geht?
Bölle Ja.
Velten Glauben Sie, dass die Kunden das spüren? Dass Sie sich wirklich mit ihnen verbinden?
Bölle Das ist möglich, ich weiß es nicht, vorstellen kann ich es mir.
Velten Was glauben Sie, wie man die beste, die intimste Verbindung mit einem Menschen aufbauen kann? Über Sprache oder Berührung?
Bölle Ich glaube, dass man die intensivste Verbindung mit einem Menschen mit Sicherheit nicht über die Sprache erreicht, sondern durch wirkliche Nähe... da geht es gar nicht so sehr ums Anfassen, manche lassen sich auch nicht gern anfassen... ich glaube, es ist das Da-Sein, die Zuwendung, ja.
Velten Fassen Sie die Dementen gerne an, oder ist das immer eine Überwindung?
Bölle Ich fasse sie schon gerne an. Aber es bedeutet für mich auch eine Überwindung, wenn jemand zum Beispiel seinen Speichel nicht mehr gut halten kann.
Velten Frau Bölle, möchten Sie noch etwas sagen?
Bölle Nein, ich glaube, alles ist gesagt. Ja.
Velten Gut. Ganz vielen Dank.
Bölle Gern geschehen.

Gast 8

Boris Nikitin, Theaterregisseur / Kurator

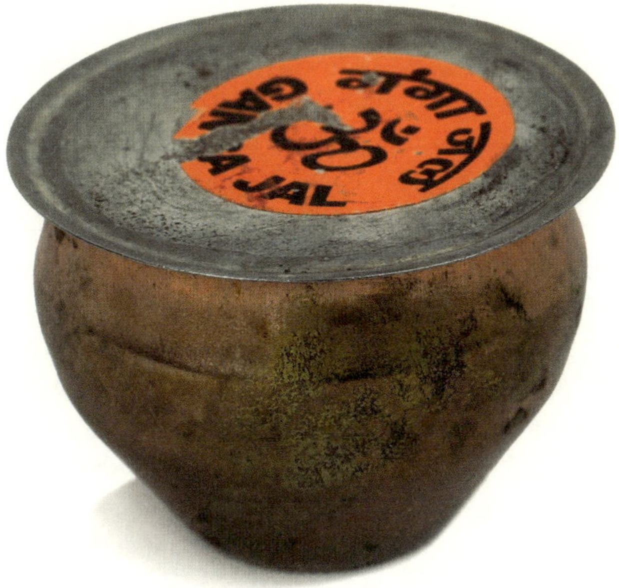

Gastgeschenk: Heiliges Wasser vom Ganges

Wahrnehmungstheater
Boris Nikitin
Theaterregisseur / Kurator

Till Velten Boris, ich bin zu Gast in deinem Atelier in Basel, um mit dir über deinen Besuch in der WOGE vor drei Tagen zu sprechen. Du bist Theaterregisseur und Kurator. Erzählst du mir, was dieser Besuch für dich bedeutet hat? Was nimmst du mit?
Boris Nikitin Interessant war für mich, dass man erst einmal mit so einem Begriff von Normalität konfrontiert ist. Für zwei Stunden wird man da einfach umgewöhnt, was ich als extrem angenehm empfand und bis zu einem gewissen Grad auch eine Befreiung. Ich bin da reingegangen und hatte eigentlich eher die Erwartung, dass es ein bisschen eklig wird, und war dann total überrascht, dass es das überhaupt nicht war. Gar nicht. Das macht das Ganze aber auch ein bisschen bizarr. Man sitzt ja mit Menschen am Tisch, die körperlich, dem Äußeren nach, eigentlich noch gut in Form sind.
Velten Wie die Dame, die ich fragte, ob sie denn bald einzieht, und die dann so wütend wurde.

Nikitin Genau! Das hat sie später auch noch einmal thematisiert, das blieb hängen. Die ist ja noch nicht dement. Bei ihr war es wirklich ein Grenzfall, das fand ich sehr spannend. Bei den anderen aber auch. Zum Beispiel diese Dame aus Casablanca ...
Velten ... die immer singt ...
Nikitin ... die hat geschwiegen. Sie hat zwei Stunden lang geschwiegen, mich aber immer gemustert. Sie war sehr gut angezogen, mit ihrem Schal und allem, eine attraktive ältere Dame, die mich einfach die ganze Zeit anguckt. Und ich habe mich die ganze Zeit gefragt: Was denkt sie jetzt wohl gerade? Denkt sie überhaupt irgendwas? Checkt sie, was jetzt gerade abgeht? Oder nicht? Nach dem Äußeren kann man das einfach nicht beurteilen. Diese Uneindeutigkeit zwischen dem, was man sieht, und dem, was ist, und dass man das einfach nicht klar weiß – das fand ich total spannend. Man sitzt mit Menschen an einem Tisch und könnte erstmal denken, das ist eine normale Situation.

Man geht mit diesem Selbstverständnis von Synchronisation von Gesellschaft da rein – und plötzlich merkt man: Das läuft total asynchron ab! Man ist zwar irgendwie zusammen, aber jeder fährt seinen eigenen Film. Ich saß neben dem Bundeswehrpiloten, der immer wieder mit mir gesprochen hat und der im Grunde sehr empathisch mir gegenüber war. Er hat wirklich mit mir Konversation betrieben und mehr oder weniger grammatikalisch richtige Sätze von sich gegeben. Nur haben sie für mich überhaupt keinen Sinn ergeben. Das heißt, ich konnte mich mit ihm nicht synchronisieren. Einerseits war da eine Empathie, andererseits war der Sinn nicht da.

Velten Der Begriff Synchronisation gefällt mir. Man kommt irgendwie nicht zusammen ...

Nikitin ... als hätte jemand einen Stock da reingeworfen, alles ist explodiert und zerschellt, und da ist nur noch dieses Fragmentarische. Das bewegt sich vordergründig auf der Ebene der Kommunikation, der Sprache. Das ist mir als Erstes aufgefallen.

Velten Nicht das Körperliche?

Nikitin Nein, nicht das Körperliche. Klar, zuerst mal ist es ja eine organisierte Situation: Alle sitzen um einen Tisch herum, alle trinken Kaffee oder Tee, alle essen Kuchen. Das ist eine Art von Gemeinschaft, die als solche erkennbar ist. Aber dann, eigentlich erst auf einer akustischen Ebene, merkst du, jeder hat seinen ganz eigenen Film, den er durchzieht. Da ist diese eine Frau, die permanent irgendetwas stammelt, dann hast du auf der linken Seite diesen Piloten, der immer wieder irgendwas erzählt, auf der rechten Seite diese süße alte Frau, die sich über jede Straßenbahn freut, die ist herrlich! Mit ihr konnte ich tatsächlich fast noch kommunizieren. Sie hat zum Beispiel mein Gastgeschenk sehr wahrgenommen und angefasst. Ich habe gesagt: „Ja, da ist Wasser drin." Und sie hat geantwortet: „Ooh, Wasser!" „Ja, aus Indien." Und dann sagte sie: „Indien? Indien?" Ich weiß nicht, ob sie das verstanden hat, aber sie hat darauf reagiert. Und der Pilot hat auf alles, was ich ihn gefragt habe, immer angefangen zu lachen. Und ich wusste nicht: Verarscht der mich jetzt gerade, oder ist er sich bewusst, dass ich mich in einer seltsamen Situation befinde? Das lässt sich nicht auflösen, das bleibt ein Rätsel.

Velten Hat diese Situation für dich mit Theater zu tun? Dass Dinge angesprochen werden und dann wieder ins Vergessen sinken?

Nikitin Insofern, als der Sinn und die Dinge auseinander fallen. Die Synchronisierung funktioniert nicht mehr. Das Entkoppelt-Sein von Körpern und Sprache, das eine Uneindeutigkeit schafft, diese Aufspaltung von Sinn und Form, das ist für mich eine theatrale Erfahrung. So, wie ich Theater verstehe. Ja, darum geht es. Das ist das, was Theater macht. Das ist, wie wenn du einen Betrüger triffst. Da machst du eine ähnliche Erfahrung. Weil du nicht genau weißt: Auf welcher Ebene kommuniziere ich gerade?

Velten Auf der Ebene der Lüge oder der Wahrhaftigkeit?

Nikitin Genau. Und bei dieser Frau war es eben auch nicht mehr ganz klar, weil sie zwar ganz eindeutig reagiert hat, aber eben trotzdem ein bisschen merkwürdig war. Da wusste ich nicht mehr: Ist sie vielleicht schon in einer Welt, wo sie versucht, etwas zu überspielen? Ist sie vielleicht schon ganz woanders? Also, was teilen wir? Wir teilen den Tisch, wir teilen den Kuchen, wir teilen den Tee...

Velten Aber man teilt nicht mehr wirklich den Sinn.

Nikitin Ja. Das Absurde in meiner Wahrnehmung war aber, dass die Helfer im Café WOGE ganz vehement versucht haben, ihn aufrechtzuerhalten. Ich hatte das Gefühl, die tun das für sich, die anderen sind sowieso in ihrem eigenen Film, die gehen da gar nicht mit. Aber im Nachhinein denke ich natürlich, sie schaffen damit einen Rahmen für das Ganze, durch die Behauptung einer Gemeinschaft, und das ist ja total wichtig. Wenn es die nicht gäbe... Die Dementen können ja in diesem sinnvollen Alltag, den wir jeden Tag produzieren, nicht mehr mitmachen. Weil sie den nicht mehr teilen. Und durch eine Einrichtung wie die WOGE bekommen sie eine *carte blanche*. Hier können sie sich bewegen und ihren Film durchfahren.

Velten Waren da für dich Theaterbilder? Gab es in der WOGE Bühnensituationen?

Nikitin Für mich war das absolut eine Theatersituation. Kein dramatisches Theater, sondern Wahrnehmungstheater.

Velten Als was hast du dich in deiner Rolle empfunden? Als Zeuge? Weil einem gar nichts anderes übrig bleibt?

Nikitin Zeuge, glaube ich, ist nicht das richtige Wort. Man ist dazwischen. Einerseits empfand ich mich als Beobachter und gleichzeitig... Man wird schon Teil von etwas... Aber eben in einem Zwischenbereich. Es ist eben nicht klar, was man teilt. Das ist ein bisschen so, wie wenn man in ein fremdes Land reist. Ich fand es frappant, wie ähnlich diese Erfahrung meiner Erfahrung war, nach Indien zu gehen. Was ich gerade drei Wochen vorher erlebt hatte. Wo man eben einfach bestimmte Zeichen, bestimmte Codes nicht teilt.

Velten Weil man sie nicht lösen oder dechiffrieren kann.

Nikitin Genau, das bleibt fremd. Und trotzdem bist du ein Teil davon. Du bist einerseits Bestandteil, aber du bist auch getrennt.

Velten Welche Wahrnehmung in der WOGE könntest du dir vorstellen in einen Bühnenraum oder in ein Museum zu transportieren?

Nikitin Zwei Sachen sind mir sehr aufgefallen. Das eine gleich zu Beginn. Das unmittelbarste Erlebnis war eine musikalische Erfahrung. Dieses Auf- und Abschwellen der Stimmen, die so kakophonisch nebeneinanderher laufen, dass es wie eine Komposition ist. Das fand ich total interessant. Und das andere war die Erfahrung einer Begegnung, bei der man nicht weiß, was gerade passiert. Ob das, was man wahrnimmt, dem entspricht, was auch gerade abläuft. Dieses Fremdheitsgefühl. Ich weiß nicht, verstehen wir uns jetzt oder verstehen wir uns nicht?

Velten Hat sich das nie aufgelöst?

Nikitin Nein, es war nie klar. Ich habe die ganze Zeit versucht herauszufinden: Was ist der Angelpunkt? Wo kann ich mich dranhängen, damit plötzlich alles klar wird?

Velten Und den hast du nicht gefunden.

Nikitin Den habe ich nicht gefunden. Weil zum Beispiel der Pilot sich mir gegenüber auf einer rein körperlichen, einer emotionalen Ebene so verhalten hat, als wäre alles total sinnvoll.

Velten Und das passte nicht zur sprachlichen Ebene.

Nikitin Das ging nicht zusammen, das war asynchron. Eine Spur lief immer anders.

Velten Glaubst du, es ist ein Phänomen der Krankheit, dass immer eine Spur anders läuft?

Nikitin Auf jeden Fall. Weil die Krankheit sich ja auch auf dieser Ebene abspielt. Sie spielt sich ja nicht so sehr auf einer körperlichen Ebene ab. Die Körper sind ja alle noch in Form. Aber die Kommunikation ist eben aus der Form gefallen.

Velten Es gibt einen großartigen Gedanken von Kierkegaard in diesem Zusammenhang: „Aber jede wahre Kunst der Hilfe muss mit einer Erniedrigung anfangen. Der Helfer muss zuerst knien für den, dem er helfen möchte. Er muss begreifen, dass zu helfen nicht zu herrschen ist, sondern zu dienen; dass Helfen nicht eine Macht, sondern eine Geduldausübung ist. Dass die Absicht zu helfen dem helfenden Willen gleichkommt, bis auf Weiteres zu akzeptieren, im Unrecht zu bleiben und nicht zu begreifen, was der andere verstehen will oder verstanden hat." Kannst du dir vorstellen, so zu dienen?

Nikitin In Demut.

Velten In Demut, genau. Glaubst du, dass du die aufbringen könntest in so einem Zusammenhang?

Nikitin Das ist natürlich ganz schwer zu sagen. Ich war bei diesen Menschen ja nur zwei Stunden und außerdem als Beobachter. Das ist, wie wenn ich in Berlin bin und denke, ach, ist das toll hier. Und alle, die da wohnen, sagen, sei froh, dass du hier nicht lebst. Als Gast hat man die Gunst des Wieder-Abhauen-Könnens. Man hat die Distanz. Ich glaube, wenn du mit Menschen mit Demenz täglich konfrontiert bist, musst du ein spezielles Verhalten entwickeln, damit du dauerhaft mit ihnen umgehen kannst.

Velten Du warst auf einer Metaebene.

Nikitin Ich war auf einer Metaebene. Ich weiß nicht, ob sich das länger durchziehen lassen würde.

Velten Glaubst du, man kann diese Ebene immer wieder neu herstellen?

Nikitin Ich könnte mir vorstellen, dass das möglich ist. Ich glaube aber auch, dass es für die Mitarbeiter interessant ist, wenn fremde Leute kommen und immer wieder einen neuen Blick mit hereinbringen.

Velten Ich habe mal einen Blick in die WOGE geworfen, als da nicht Café, sondern normaler Alltag war, und dachte: Was da passiert, das ist wie eine Zukunftswerkstatt.

Nikitin Naja, es ist eine Gegenwart, die darauf reagiert, wie wir leben, die versucht herauszufinden, wie die Gesellschaft umgebaut werden muss und wie mit der Möglichkeit des

Altwerdens umgegangen werden soll. Das muss man ja tatsächlich herausfinden, da muss man ja Techniken entdecken. Diese sehr große WG finde ich erst einmal ein sehr gutes Konzept. Das ist etwas, das sich auch meine Generation, meine Freunde, für sich am ehesten vorstellen können.

Velten Du meinst als Lebensform im Alter?

Nikitin Im Alter, ja. Altersheim finden ja alle scheiße. Aber was können andere Konzepte sein? Wie findet man das heraus? Die Generation, die das zurzeit entwickelt, hat ja selbst in den 70er, 80er Jahren in WGs gewohnt. Die Generation meines Vaters kennt das Konzept der WG nicht. Insofern erfordert das Fragen, wie man mit dem Altern umgeht, eine Arbeit an Gesellschaftsformen.

Velten Glaubst du, die Demenzerkrankungen werden so zunehmen, dass sich die gesamte Gesellschaft verändert?

Nikitin Das weiß ich nicht. Ich weiß nur, dass das behauptet wird. Es kann natürlich sein, dass es ein Modediskurs ist, weil Demenz eine schöne Metapher ist. (lacht) Eigentlich finde ich es viel interessanter zu überlegen, was eigentlich das Radikale an dem Angebot der WOGE ist. Das ist doch radikal, sich mit Normalität zu konfrontieren. Wer entscheidet, was Normalität ist und wie Kommunikation normal ablaufen soll? Das ist eine Herausforderung.

Velten Wie ist denn dein Gastgeschenk angekommen? Haben die Bewohner verstanden, dass du Wasser vom Ganges mitgebracht hast?

Nikitin Nein.

Velten Es hätte auch Leitungswasser sein können ...

Nikitin Ja. Ich habe vorher eigentlich nicht so genau darüber nachgedacht, ich dachte, ach, das ist doch nett, Wasser vom Ganges. Und ich dachte, wenn ich sage, es kommt aus Indien, dann passiert vielleicht etwas ... Aber plötzlich habe ich gemerkt: Das ist ja total abstrakt, was ich da mitgebracht habe. Es müsste irgendetwas Haptisches sein, etwas Buntes und Großes. Etwas, das die Aufmerksamkeit auf sich zieht. Und dann habe ich auch noch gesagt, das Besondere sei, dass es immer kalt ist. Das war eine Lüge, aber das Wasser war halt gerade kalt. (lacht) Und das hat irgendwie auch etwas gemacht. Zu diesem Zeitpunkt habe ich auch gemerkt, dass ich gar keine Lust hatte, mich mit den Gesunden zu unterhalten. Die haben mich deprimiert. Im Nachhinein relativiert sich das für mich wieder. Aber dieses Freiburg ... Da sehe ich halt eine andere Form der Demenz. Eine kulturelle, intellektuelle Demenz. Wir sind ja vorher durch dieses Quartier gelaufen, und irgendwie hatte ich den Eindruck, auf eine bestimmte Art und Weise sind die Menschen dort infantil oder regressiv.

Velten Im Quartier Vauban ...

Nikitin Ja. Diese heile Welt, die man da irgendwie versucht aufrechtzuhalten ... Das hat etwas von Rückzug.

Velten Von Lüge?

Nikitin Auch damit, dass man sich hierarchisch irgendwie so durchmogeln kann. Weil man jemanden hat, den man pflegen kann. Das ist ja immer ein besonderes Verhältnis.

Das legitimiert. Und insgesamt kann man sich aber trotzdem zurückziehen wie auf eine Insel. Wo man sich nicht wirklich der Wirklichkeit stellen muss. Das hat ein bisschen was von *community*. Und alles andere lässt man draußen. Da ist für mich eine Form der Demenz am Werk, weil sich dabei die Fähigkeit, sich mit der Wirklichkeit zu konfrontieren, zurückbildet. Ich glaube, ich habe dieses „aber es ist doch alles in Ordnung" nicht ausgehalten.

Velten Vielleicht brauchen die dementen Menschen diese Ordnung? Dieses Gefühl?

Nikitin Das weiß ich nicht. Ich weiß nicht, ob die Dementen es brauchen oder ob es die Betreuer brauchen. Ich weiß nicht, ob das auch ein Versuch ist, mit dem Holzhammer einen Rest an normaler *community* zu bilden. Vielleicht muss man aber in diesem Fall auch sehr grobschlächtig sein: Jetzt spielen! Und jetzt stellt sich jeder mal kurz vor!

Velten Ist so nicht das Leben? Ist es nicht eben so brutal, dass es diese Ansagen braucht?

Nikitin Wir brauchen halt große fette Zeichen, um uns zu synchronisieren als Gemeinschaft. Zeichen, auf die man sich berufen kann, die alle verstehen. Zusammensitzen an einem großen Tisch, das versteht jeder. Und das kann man wiederholen und wiederholen, das kann man verinnerlichen, das kann man als Gewohnheit ausbilden. Darin liegt die Möglichkeit, einen gemeinsamen Wahn herzustellen, der dann wirklichkeitsbildend ist.

Velten Das ist das, was dich im Theater interessiert?

Nikitin Das ist, woran ich die ganze Zeit arbeite im Theater. Das ist mein Thema. Das wäre mein Blick auf weitere Zusammenkünfte mit den Dementen. Das ist für mich auch ein Abbild von Gesellschaft, nur radikalisiert, weil sie dieses Spiel nicht mehr mitspielen können. Oder auch wollen.

Velten Du beschreibst das natürlich auf einer Metaebene...

Nikitin Das ist eine soziologische Beschreibung.

Velten Kannst du dir vorstellen, aus der Sicht eines demenziell Erkrankten eine Situation zu beschreiben? Wäre das nicht eine Frage für einen Regisseur? Wie nimmt eigentlich eine demente Frau diese wunderbaren Straßenbahnen wahr? Was sind das? Bilder? Klänge? Der völlige Wahnsinn?

Nikitin Das Geheimnis ist ja, dass man von den dementen Menschen auch beobachtet wird. Und das Interessante daran ist die Frage: Wissen sie, dass sie mich beobachten? Dieses Gucken, dieses Spiel, läuft eben nicht synchron ab. Von einer der Bewohnerinnen wurde mir gesagt, dass sie sehr auf Männer abfährt. Sie hat mich die ganze Zeit so angeguckt und immer ein bisschen gelächelt. Ein bisschen neckisch. Fast schon, als wolle sie sagen, gleich gehen wir mal zusammen raus. Wirklich beharrlich (lacht). Und ich dachte, vielleicht ist das jetzt ihr Zugang, ihr Fokus. Und vielleicht ist ihre Fähigkeit, sich selbst zu beobachten, schon so entschwunden, dass sie dadurch sozusagen gesellschaftlich entkoppelt ist. Weil sie dieses „ich darf das aber nicht" nicht mehr hat. Und sie eben nur noch das tut, was in ihrem Fokus ist.

Velten Du hast viel von Synchronisation gesprochen, dass sie im Umgang mit den Dementen für dich nicht da war. Glaubst du, die Distanz, diese Asynchronität ließe sich aufheben durch Zeit?

Nikitin Du meinst, wie komme ich von der Metaebene weg? Ich war natürlich Beobachter, zwei Stunden lang. Ich dachte schon, es wäre cool, mehr Zeit mit den Menschen zu verbringen, um da irgendwie mehr reinzukommen.

Velten Mehr Zeit als Gast im Café WOGE?

Nikitin Vielleicht in der Wohngruppe. Vielleicht würde ich da dann den ungläubigen Thomas hinter mir lassen. (lacht)

Velten Wenn du ein Theaterprojekt über die WOGE machen würdest – wie würdest du da vorgehen? Würdest du da einziehen? Für eine Woche?

Nikitin Ja, auf jeden Fall. (schweigt) Ja, auf jeden Fall.

Velten Du würdest temporär mit den Menschen leben. Und dann? Sammelst du Bilder, die du hinterher wieder zusammenfügst, oder versuchst du, mit den Menschen in einen Austausch zu kommen?

Nikitin So wie ich meine Arbeit kenne, würde ich wirklich versuchen, da zu sein. Ich fand zum Beispiel super, mit dem Piloten zu sprechen. Ich hatte aber zu wenig Zeit herauszufinden, was das gemeinsame Ding ist. Was ist das, was wir hier gerade tun? Offensichtlich passiert ja etwas. Offensichtlich gibt es eine Sympathie...

Velten ... und das ist ja schon sehr viel.

Nikitin Das ist total schön. Das hast du ja nicht so schnell mit Menschen. Auch diesen Humor... Die alte Frau mit den Eisbären, die immer ja, jaja, hahahahaha gesagt hat, die fand es lustig, dass ich auf sie reagiere und mit ihr spreche. Und ich hatte auch das Gefühl, dass sie lustig fand, wenn ich damit überfordert war. Das ist wirklich extrem viel. Da ist man schon extrem weit. Vielleicht geht es ja genau darum, dass man eben nicht gemeinsam auf eine Metaebene gehen kann. Vielleicht geht es ja am Ende nur um Sympathie. Weil die Kommunikation eben nicht mehr über Sprache funktioniert.

Velten Du glaubst, die Metaebene funktioniert nur über Sprache? Es gibt doch Begegnungen, bei denen die Metaebene auch über Blicke oder Gestik funktioniert. Du beobachtest eine Szene, und dann begegnest du mit deinem Blick jemandem, und auf der Metaebene verstehst du dich sofort angesichts der Situation.

Nikitin Aber das hat dann damit zu tun, dass beide wissen, dass eine Geste mehrdeutig ist. Dass man gleichzeitig weiß, was die Konvention der Bedeutung der Geste ist, und dass man davon abweicht, also subversiv ist. Wenn ich aber mit jemandem spreche, von dem ich gar nicht weiß, ob er überhaupt den Sinn noch mit mir teilt, dann wäre es natürlich total spannend zu gucken: Wo treffen wir uns noch? Meinen wir noch das Gleiche? Dass man überhaupt miteinander da sitzt und sich austauscht, das allein ist eigentlich schon Sinn, schon relativ viel Sinn.

Velten Boris, ich danke dir für das Gespräch.

Gast 9

Dagmar Habermann, Hula-Tänzerin

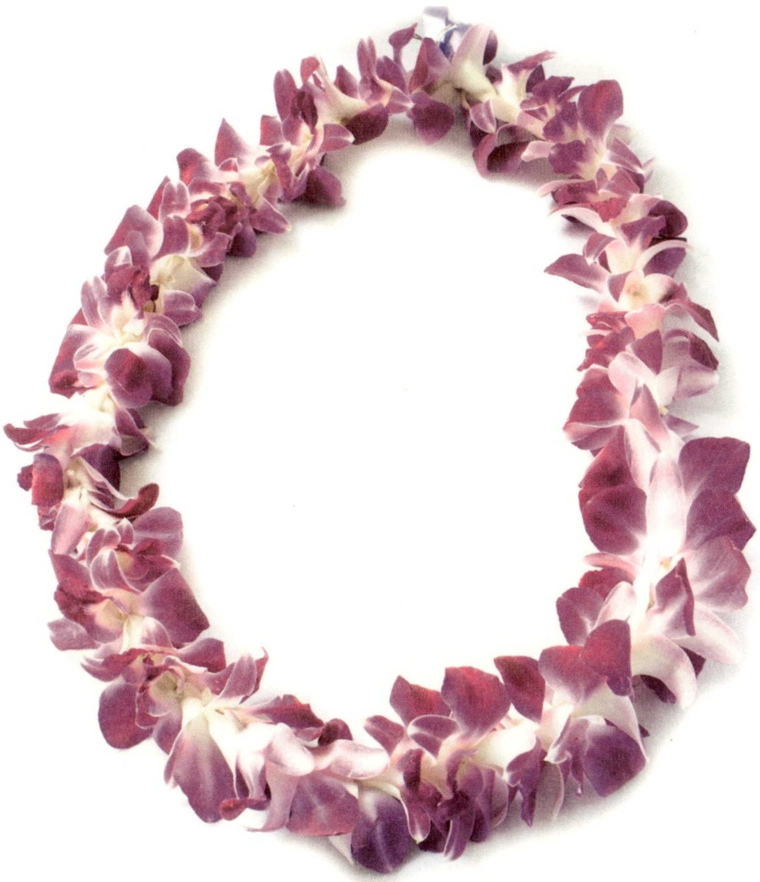

Gastgeschenk: Blumenkette

Gebete tanzen
Dagmar Habermann
Hula-Tänzerin

Till Velten Frau Habermann, die große Dame des amerikanischen Films, Mae West, hat gesagt: „Alt werden ist nichts für Feiglinge." Was würden Sie ihr entgegnen?

Dagmar Habermann Dem stimme ich zu.

Velten Ich habe Sie kennen gelernt auf einer Beerdigung. Sie tanzen, unter anderem, bei Beisetzungen. Wie machen Sie das, dass Sie die Trauer der Betroffenen auflösen oder verwandeln?

Habermann Wir tanzen einfach. Vielleicht ist es ein Gefühl von Leichtigkeit und Freiheit, das von den Melodien, den Liedern ausgeht. Sie können etwas von der Schwere nehmen, die man empfindet. Ich denke, es gehört beides zusammen, das Trauern, aber auch der Übergang. Dass jemand von uns gegangen, aber woanders angekommen ist.

Velten Woher wissen Sie, dass derjenige woanders angekommen ist?

Habermann Weil ich daran glaube.

Velten Sind die Tahitianer Christen?

Habermann Ich glaube, es gibt viele Bezeichnungen für eine spirituelle Ausrichtung, für die Anbindung an etwas Universelles, an die Gott-Natur. Wir geben den Dingen Namen, aber schlussendlich ist da eine Quelle, aus der sich alles speist.

Velten Ist das in Tahiti so?

Habermann Auf Hawaii ist das so. Bei den Naturvölkern allgemein, kann ich mir gut vorstellen. Ich war einmal auf Hawaii. Aber ich habe auch andere Länder besucht, wie zum Beispiel Thailand. Dort habe ich neue Formen des Loslassens erfahren, wenn es um Übergänge geht.

Velten Also auch bei Todesfällen?

Habermann Bei Übergängen jeglicher Art. Krank zu werden ist auch ein Übergang.

Velten Ein Übergang von wo nach wo?

Habermann Vom Gesundsein in den Zustand des Krankseins. Man muss sich auf diesem Weg mit vielen neuen Dingen anfreunden, je nach Erkrankung. Wir sind jeden Tag in solchen Bereichen des Loslassens.

Velten Und das ist schwer.
Habermann Das muss geübt werden, das ist richtig.
Velten Glauben Sie, das Sinnliche, die Erotik ist unsterblich? Auch wenn der Geist weggleitet? Bei Ihrer Aufführung in der WOGE hatte ich ganz stark einen Eindruck von Sinnlichkeit, von Erotik.
Habermann Ich denke, es hat mit Gefühlen zu tun. Mit tiefen Gefühlen, die man empfindet, wenn man Dinge, die nicht so alltäglich sind, in Bewegung sieht. Aber es stimmt schon, es war tatsächlich so, dass die Missionare damals unter anderem gesagt haben, dieser Hula-Tanz, der sieht so weich fließend, so wunderschön erotisch aus, das darf nicht sein.
Velten Aber das ist nicht gewollt, das ist nicht der eigentliche Sinn des Tanzes?
Habermann Wenn wir Gebete tanzen an solchen Orten, dann natürlich nicht. Es gibt aber den Tanz, der Körper und Figur anders betont oder freilegt und der bei anderen Festen zelebriert wird.
Velten Das, was Sie da gemacht haben, war ein getanztes Gebet?
Habermann Ja.
Velten Sind das denn feste Formen, die Sie aufführen?
Habermann Fest und nicht fest. Der „Hula 'auana", so heißt der neuzeitliche Tanz der Hawaiianer, ist im Bereich der weich fließenden Bewegungen zuhause. Der setzt den Text des Liedes in Bewegung um. Die Gestik unterstreicht den Inhalt des Liedes. Es gibt Basic-Schritte, und zu diesen Schritten wird mit den Händen die Geschichte des Liedes erzählt.
Velten Wie würden Sie denn das, was Sie in der WOGE erlebt haben, einem Außenstehenden erzählen? Wie würden Sie das benennen?
Habermann Ich würde sagen, es ist eine Insel im Alltag, die für Menschen wichtig ist. Ein Ort, um aufgefangen, begleitet und unterstützt zu werden, weil man einen Lebenspunkt erreicht hat, an dem man dies braucht.
Velten Würden Sie die Krankheit so benennen?
Habermann Ich beziehe es nicht nur auf diese Erkrankung, sondern auf alle Lebenssituationen, in denen man Begleitung, Unterstützung und Hilfe braucht. Dies ist in vielen Bereichen so. Und eben auch dort.
Velten Und wo noch?
Habermann In Seniorenheimen allgemein. Und da sind wir wieder bei Mae West: Es braucht Mut. Da greift sicherlich eins in das andere. Seniorenheime sind sehr wichtig, einerseits. Andererseits gibt es den Wunsch, so lange wie möglich …
Velten … selbstständig …
Habermann … daheim zu bleiben, selbstständig zu bleiben. Aber das ist für die Familien manchmal nicht so einfach, weil sich die Strukturen sehr verändert haben. Dann braucht es die große Gemeinschaft, die miteinander und füreinander da ist und überlegt, was in der jeweiligen Situation hilfreich sein könnte.

Velten Was war denn bei Ihrem Besuch in der WOGE der Moment der größten Nähe für Sie?

Habermann Da war zunächst einmal sehr viel Freude. Die Tür war weit geöffnet, ein „Herzlich Willkommen" war spürbar. Die Nähe entstand dann für mich im Verlauf des Miteinanders. Ich fand die Vorstellungsrunde sehr schön. So konnte ich zunächst einmal erfahren, wer füllt jetzt hier diese Kaffeerunde. Und ich erfuhr, dass für die meisten Anwesenden, ob erkrankt, nicht erkrankt, Angehöriger oder Ehrenamtlicher, Musik ein Bestandteil des Lebens war. Ich hörte immer wieder: „Ich singe gern. Ich habe mal im Chor gesungen, im Kirchenchor, im Volkschor." Das war für mich sehr interessant, denn ich glaube, dass Musik ein Schlüssel für vieles ist.

Velten Zum Aufschließen...

Habermann Absolut. Und mein Gastgeschenk hatte auch mit Musik zu tun.

Velten Was haben Sie mitgebracht?

Habermann Eine Blumenkette und „Pearly Shells", eines der Lieder von den Inseln Hawaiis. Die Geschichte von den kleinen Muscheln aus dem Meer, die in der Sonne liegen und glänzen. Ihr Zauber, ihre Schönheit erinnert an eine Liebe, die man im Herzen trägt. Wir haben zunächst einmal den englischen Text ins Deutsche übersetzt. Und immer wieder stelle ich fest: Wenn die Melodie dann erklingt, kommt automatisch Bewegung hinzu.

Velten Elvis Presley hat diese Musik geliebt.

Habermann Sein bekanntestes Stück ist „Blue Hawaii", benannt nach dem gleichnamigen Film, den er dort gedreht hat.

Velten Auf was wollen Sie im Alter auf keinen Fall verzichten?

Habermann Auf Bücher.

Velten Auf Bücher?

Habermann Ja. Ich lese sehr, sehr gerne.

Velten Glauben Sie, es bedarf einer vorbereitenden Planung für das Alter?

Habermann Ja. Ich glaube, dass man nicht früh genug damit anfangen kann anzunehmen, dass vielleicht das Hiersein ein Zwischenleben ist, dass man eine bestimmte Zeit dafür zur Verfügung hat und dass es sowohl davor als auch danach etwas geben könnte.

Velten Was mit Leben zu tun hat?

Habermann Ja. Nur in anderer Form.

Velten Sind Sie christlich erzogen worden?

Habermann Ganz normal evangelisch (lacht).

Velten Für die Kirche müssten solche Tänze ja des Teufels sein, oder?

Habermann Da hat sich vieles verändert. Wir sind auch schon in Kirchen aufgetreten, und es freut mich immer sehr, wenn wir eingeladen werden und direkt am Altar solche Tänze zeigen dürfen. Planung hört sich so nach Lernen an. Ich glaube, wir dürfen mehr diese Herzensebene pflegen und bekommen Impulse, was alles möglich sein kann. Dass wir ein Teil der Natur sind, dieses immerwährenden Kreislaufs. Wir haben jetzt ein wunderschönes neues Lied, das heißt „Ka Wai Lehua“. Es erzählt u. a. vom Kreislauf des Wassers. Durch solche Beispiele und Textinhalte wird immer wieder deutlich, wir sind ein Teil des Ganzen. Ein Stück Natur.

Velten Auch als Mensch und Geist?

Habermann Ja.

Velten Sind sie ganz sicher?

Habermann Ja.

Velten Auch der Geist?

Habermann Wir sind vergänglich, wie alles.

Velten Auch der Geist?

Habermann Ja, das Geistwesen selber nicht, aber die Person, der Körper, der ist vergänglich.

Velten Und der Geist, wie würden Sie den benennen?

Habermann Spirit, Geist, das Unaussprechliche. Vielleicht gibt es dafür auch keine Bezeichnung. Vielleicht braucht es auch keine.

Velten Was hat Sie dazu bewogen, so ein Gastgeschenk mitzubringen?

Habermann Ich glaube, weil es etwas ist, was uns Menschen eint. Man hat Ferien, fährt ans Meer und das Erste, was man unternimmt, ist: Man geht an den Strand und findet Muscheln. Ob jung, ob älter, man bückt sich und hebt diese Muschel auf. Zauber der Natur. Das Meer, die Muscheln – da ist wieder diese Anbindung.

Velten Und wie hat die Gruppe auf Ihren Tanz, auf Ihr Lied reagiert?

Habermann Schließlich haben alle gesungen. Auch die, die anfangs ein bisschen weiter weg oder verschlossener waren. Danach erklang hawaiianische Musik aus dem CD-Player. Nach und nach standen alle auf und es entstand ein großer Kreis, ein Sich-wiegen im Miteinander, so ein Wiegen wie Wellen in der Woge...

Velten (lacht) Jetzt werden Sie noch zur Dichterin.

Habermann (lacht)

Velten Frau Habermann, ich bedanke mich sehr für das Gespräch.

Habermann Bitte, gern.

Ort ohne Absicht
Regina und Bernhard Kraus im Gespräch mit Manfred Seiler

Manfred Seiler Herzlich Willkommen, danke, dass ihr zum Gespräch da seid, Regina und Bernhard Kraus. Ihr habt das Café WOGE aus ganz persönlichem Anlass ins Leben gerufen. Wie lange veranstaltet ihr die Cafénachmittage im Stadtteil Vauban hier in Freiburg schon?

Regina Kraus Zehn Jahre, gut zehn Jahre, ja. Die Idee ist entstanden aus persönlicher Betroffenheit heraus, weil mein Vater dementiell erkrankt war. Wir dachten, es müsste Orte geben, an denen man sich unbefangen bewegen und begegnen kann, wo Menschen mit und ohne Demenz sich einfach zu einem ganz normalen Anlass treffen können. Und das ist halt samstagnachmittags zum Kaffeetrinken.

Manfred Seiler Dein Vater war Bewohner der WOGE.

Regina Kraus Er war Bewohner der WOGE, aber das Café gab es lange vorher, seit 2004, die Wohngruppe existiert erst seit 2008.

Bernhard Kraus Wir betreiben das Café nicht allein, wir sind eine Gruppe von Leuten. Unser Anliegen ist es, dass das Thema Leben mit Demenz im Stadtteil öffentlich und präsent ist und es für die Leute im Vauban und den umliegenden Gegenden einen Anlaufpunkt gibt. Am Anfang spielte auch der Gedanke mit, Interessenten für die Wohngruppe zu finden. Als die WOGE bewohnt war, hat sich das Café verändert, weil dann dazu kam, dass die Bewohner an den Samstagnachmittagen durch den Cafébesuch einfach mal einen Tapetenwechsel hatten und in öffentliche Räume kamen. Hier fährt die Straßenbahn durch, da gibt's dann eine Rollstuhlprozession durch den Stadtteil für die, die nicht mehr laufen können. Das Café trägt dazu bei, das Thema Demenz hier im öffentlichen Raum präsent zu machen, was besonders wichtig ist, denn im Vauban leben eher junge Menschen. Es hat auch die Funktion, deutlich zu machen: Hier leben noch ganz andere Menschen, und die gehören auch dazu.

Manfred Seiler Ich habe das Café immer als eine Art Anker betrachtet, für Interessenten, für Angehörige, auch für

Partner, eine niedrigschwellige Option, wenn jemand eine Demenz hat. Es ist öffentlich. Auf eurer Homepage liest man: Das Café findet alle vierzehn Tage statt, in den Sommerferien gibt es eine Pause, jeder kann kommen. Das erzählt etwas über euer Selbstverständnis. Mich interessiert, wie ihr euch von außen wahrgenommen zu werden wünscht.

Regina Kraus Eigentlich als ein Ort ohne Absicht. Als ein offener Raum, würde ich sagen, in dem sich Menschen, die auf ganz unterschiedliche Weise von diesem Thema betroffen sind, begegnen können. Das ist das erste Anliegen. Einen Raum anzubieten, in dem man sich unvoreingenommen begegnen kann, das ist für mich etwas sehr Wichtiges. Das zweite ist, eine Basis zu bieten, die Angehörigen den Austausch mit anderen Betroffenen ermöglicht. Zu erleben, wie geht es denen, zu erleben, die sind auch gerade ganz geschafft. Und das dritte Anliegen – vielleicht auch das allererste – ist, einen Raum zu schaffen, in dem man die Menschen mit Demenz ganz anders erlebt als im Alltag. Angehörige kommen immer wieder mit ihrem erkrankten Menschen, sind ziemlich erschöpft und sagen, das ist anstrengend, den ganzen Tag hängt er an mir und ist immer nur schlecht gelaunt. Im Café entwickelt dieser Mensch plötzlich wieder seine kommunikativen Fähigkeiten und geht auf andere zu. Das ist für die Angehörigen auf der einen Seite erstmal erschreckend, oh, bei mir ist er nie so, auf der anderen Seite erleben sie, Mensch, das kann mein Mann ja doch noch, er kann noch dieser charmante Herr sein, als den ich ihn gekannt habe. Das finde ich eigentlich das Wertvollste daran. Oft schaffen es die Angehörigen erst beim zweiten oder dritten Besuch, einen Schritt zurück zu treten, ihren Angehörigen wieder frei leben zu lassen und zu entdecken, das und das geht ja noch und andere gehen auf ihn offen zu. Das Café ist einfach ein Raum, der ganz vieles ermöglicht, ein Ermöglichungsraum.

Manfred Seiler Kranke Menschen, egal woran sie leiden, sind ja meist keine öffentlichen Personen mehr. Aber auch ein Gesunder aktiviert ja „draußen" ganz andere Dinge, als wenn er zuhause vor dem Fernseher hängt.

Regina Kraus Bei der Demenz sind natürlich auch die Angehörigen von der Erkrankung mit betroffen und ziehen sich oft zurück. Es geht immer um mehrere Personen. Und es gibt wenige Räume, die sie unbefangen aufsuchen können.

Manfred Seiler Ohne Druck, ohne Scham ...

Regina Kraus Ja. Denn dahinter steht die Scham: Ich gehe nicht in ein normales, öffentliches Café, wenn mein Ehemann oder mein Vater oder meine Mutter sabbert und andere Leute anquatscht. Das ist mir erstmal peinlich.

Manfred Seiler Dort im Café werden euch und den anderen Freiwilligen Rückmeldungen von „außen" gegeben. Das ist ja etwas wie ein Geschenk, realisieren zu dürfen: Ihr ermöglicht Erfahrungen mit Demenz außerhalb des Alltags.

Regina Kraus Das merkt man dann, wenn die Leute wiederkommen. Das ist die erste positive Rückmeldung. Wenn sie nicht mehr kommen, dann war es nicht ihr Raum, natürlich. Ein zweiter Schritt ist es, wenn sie nicht nur als Gast kommen und sich hinsetzen, sondern sich einbringen und mal in der Küche verschwinden und dadurch selbst wieder ein Stück Eigenständigkeit lernen. Im Prinzip geht es um die Erfahrung von Zutrauen: Mein Angehöriger mit der Demenz ist auch ohne mich gesellschaftsfähig oder sogar lebensfähig. Das ist immer wieder faszinierend. Es ging uns aber nicht um das Erproben einer Theorie, wir wollten schlicht einen Raum schaffen.

Bernhard Kraus Ich glaube, das Stichwort peinlich ist wichtig. Der Grund, wieso die Leute sich zurückziehen, wieso die Menschen mit Demenz versteckt werden – das ist schon die Peinlichkeit. Wie ist das, wenn ich mit einem dementen Menschen im Laden bin? Zum Beispiel mit deinem Vater, Regina, der mit der Kassiererin anfängt zu flirten. Natürlich kann man sagen, man muss diese Leute aus dem Verkehr ziehen, dann erspart man sich solche Situationen. Im Café WOGE, da ist das halt nicht peinlich, da ist das normal, dass die Leute verrückt sind. Es gibt aber eine Wirkung darüber hinaus: Ich erinnere mich an eine Szene mit einer Frau, mit der man sich nicht unterhalten konnte, die aber Lieder gesungen hat, pausenlos. Zu jedem Stichwort hat sie ein Lied angefangen, und nicht nur eine Strophe. Die „Vogelhochzeit“ war ein Lieblingslied von ihr. Einmal sind wir spazieren gegangen und an einem der vielen Kinderspielplätze im Vauban vorbeigekommen. Da waren viele Kinder mit ihren Müttern oder Vätern, und dann singt sie eine Strophe, die ich vorher nicht gekannt habe: Die Eule, die Eule, die hat am Arsch 'ne Beule. Und alle gucken. Die alte Frau singt, und irgendwie entsteht ein riesiges Gelächter. Das ist gut so, damit wird das Altersbild der jungen Eltern, vielleicht auch der Kinder, jedenfalls der Leute, die mit unterwegs sind, einfach ein bisschen aufgelockert. Normalerweise wäre es vielen furchtbar peinlich, wenn sich jemand so benimmt, aber wenn jemand dement ist, darf er das. Das ist auch so eine Frage für mich: Welche Botschaft an mich haben diese Menschen mit Demenz? Was zeigen sie mir, das ich mir vielleicht selber nicht zugestehe? Für mich gibt es da einen gegenseitigen Austausch. Nicht nur ich ermögliche etwas für diese Menschen, sondern ich bekomme auch selbst etwas.

Regina Kraus Es gibt natürlich auch Leute, die nicht mehr kommen, weil es ihnen hier nicht gefällt oder es ihnen zu viel ist. Wobei es oft eher die Angehörigen sind, die nicht mehr kommen wollen und vorschieben, dass es für den Erkrankten zu anstrengend ist. Unser Eindruck ist aber eher, dass es für sie selbst zu anstrengend ist.

Bernhard Kraus Manche betreiben auch einen echten Aufwand. Da wohnen die Kinder zum Beispiel in Waldkirch, holen dann den Vater in Villingen ab und bringen ihn ins Café nach Freiburg für zwei Stunden, weil sie finden: Das ist wichtig.

Manfred Seiler Das ist außergewöhnlich, sollte es aber eigentlich doch gar nicht sein. Für diese zwei Stunden im Café

WOGE gibt es einen ziemlich exakten Ablaufplan. Wie hat sich diese Struktur ergeben? Oder aus welchen Überlegungen heraus habt ihr sie entwickelt? Im Kunstprojekt „Gastraum" begann es mit der Begrüßung der Gäste...

Regina Kraus Das finde ich spannend, dass du da von außen so eine wahnsinnige Struktur entdeckst (lacht). Unser Ansatz seit Beginn ist, eher wenig Struktur zu haben. Es gibt den gedeckten Tisch, den Kuchen und den Kaffee – alles weitere lassen wir offen. Auch dieses Begrüßungsritual machen wir in der Regel nicht, es sei denn, es sind zwei, drei ganz neue Leute zu Gast. Normalerweise fangen wir einfach irgendwann an, Kaffee zu trinken. Wir sagen schon etwas wie „Schön, dass alle da sind". Oder etwas Ähnliches. Und es ist klar, dass es irgendwann mal ein Ende haben muss, natürlich. Aber was sich dann zwischen dem ersten Kaffee-Einschenken und dem Verabschieden ergibt, das ist nicht durchstrukturiert. Es kann sein, dass wir eine Stunde Kaffee trinken und einfach immer zwei, drei Leute am Tisch miteinander Gespräche führen oder irgendetwas miteinander tun oder dass einer nach zwanzig Minuten irgendetwas aus der Tasche kramt und es entsteht irgendein Spiel oder eine Diskussion oder irgendwas in einer Ecke, und die anderen steigen ein. Aber es kann genauso gut sein, es wird jemand unruhig, es steht jemand auf, und dann greift das jemand auf und macht halt mit.

Bernhard Kraus Am Samstagnachmittag trinken ja viele Leute einfach Kaffee. Das gehört irgendwie dazu, um das Wochenende einzuläuten. Wieso soll man das also nicht zusammen machen? Und beim Kaffeetrinken kommt man ins Erzählen. Das kann man vielleicht nicht recht als Struktur bezeichnen, aber was uns wichtig ist: Wir haben ziemlich viel Material dabei.

Manfred Seiler Es gibt diesen Requisitenkoffer...

Bernhard Kraus Es gibt zwei große Kisten voll Sachen, die man angucken, mit denen man spielen kann. Bälle, Kreisel, Handpuppen, kleine Figürchen, Tiere, Sachen aus Holz, die man auslegen kann, eine ziemlich große Auswahl. Im Café gibt es beinahe eine 1:1-Betreuung, wenn man überhaupt von Betreuung reden kann. Es sind meistens ungefähr ebenso viele Leute mit wie ohne Demenz da. Da kann man mal bei seinem Nachbarn oder bei seiner Nachbarin schauen, da muss man manchmal ein bisschen behilflich sein beim Kuchenessen und so. Und dann gibt es Situationen, in denen man mit einem Einzelnen etwas macht, oder als Gruppe zu dritt in einer Ecke. Oder alle tun etwas zusammen, hören zu, bekommen etwas gezeigt. Das ist aber eher selten. Mit dem Ball zu spielen, das ist fast so etwas wie das Markenzeichen des WOGE-Cafés. Wir sind stolz, dass das überhaupt klappt. Wir merken dabei, dass man durch Übung etwas schaffen kann. Den Menschen mit Demenz wird ja gern abgesprochen, noch etwas Neues lernen zu können. Und man traut ihnen auch nicht zu, sich noch auf mehreres gleichzeitig konzentrieren zu können. Das haben wir ein bisschen widerlegt. Am Anfang war das Ziel nur, dass der Ball nicht vom Tisch kullert. Das hat irgendwann ganz gut geklappt, und dann waren auf einmal zwei, drei Bälle im Spiel, auf einmal waren es fünf, sechs Bälle gleichzeitig, und jeder hatte sein Stück vom Tisch, und das hat geklappt. Das hat gut geklappt.

Regina Kraus Dabei sind wir natürlich auch sehr abhängig von den Freiwilligen, die gerade da sind … Wir beide bringen das mit, was wir lieben. Das ist unsere Spielekiste. Als das Café eröffnet wurde, waren viele der Besucher noch viel, viel fitter. Wir haben Mensch-ärgere-dich-nicht gespielt, wir sind oft draußen spazieren gegangen. Wir konnten damals noch ganz andere Dinge machen, Gespräche führen über alles Mögliche. Man muss einfach immer schauen, was geht. Unser Ansatz ist, ich bringe das mit, worauf ich selber Lust habe. So wie ich einen Erdbeerkuchen mache, weil ich selber gerne Erdbeerkuchen esse – in der Hoffnung, dass jemand anders ihn auch gerne isst. Ich bringe auch die Kreisel nicht mit, um die Menschen damit zu beglücken, sondern bei uns steht zuhause im Wohnzimmerbüffet eine Kreiselkiste, und wir kreiseln, wann immer es passt. Das ist einfach etwas, was wir gerne tun. Wenn ich merke, das interessiert keinen Menschen, dann packe ich das wieder weg. Dann habe ich vielleicht eine Postkarte aus dem Urlaub in der Schweiz dabei, weil ich weiß, dass eine Besucherin dort aufgewachsen ist. Dann kann ich mit ihr über die Berge sprechen. Das ist sehr spontan eigentlich.

Manfred Seiler Kaffee und Kuchen sind das zentrale …

Bernhard Kraus Das ist die erste Halbzeit.

Manfred Seiler … die erste Halbzeit (lacht). Du hast eindrücklich davon erzählt, dass es eine Bedeutung hat, dass die Menschen einen Raumwechsel erfahren. Du hast von einer Prozession gesprochen. Ist das eine Prozession, die Zeit braucht, wenn sie vom Gebäude der Wohngruppe durch den Stadtteil rüberzieht in die Kirchenräume, wo das Café WOGE stattfindet? Das ist eine schöne Übersetzung, ein schönes Bild.

Regina Kraus Es gibt ja inzwischen einige Bewohner, die nicht mehr gut zu Fuß sind. Sie kommen mit der Zeit immer weniger nach draußen. Natürlich gehen sie mal mit jemandem einkaufen. Das meiste kommt von außen in die Wohngruppe hinein: die Physiotherapie, der Frisör, alles. Und so ist der Gang ins Café ein wichtiger regelmäßiger Schritt nach draußen, ja.

Manfred Seiler Was, meint ihr, wird dadurch aufrechterhalten?

Regina Kraus Sichtbar zu sein, Bedeutung zu haben, für Nachbarn oder für jemandem, dem ich auf der Straße begegne. Das ist für jemanden, der in der WOGE wohnt, eine große Qualität, wenn er durchs Viertel läuft und es kennt ihn jemand. Er wird gegrüßt von jemandem, oder er spricht jemanden an, er nimmt teil am Leben.

Bernhard Kraus Die Wohngruppe selbst liegt ja eher in einer beruhigten Ecke. Wenn man da aus dem Fenster guckt, sieht man ein anderes Haus oder Pflanzen. Das ist im Café anders. Eine Frau muss man hier immer so sitzen lassen, dass sie sieht, wie die Straßenbahn vorbeifährt. Sie ist völlig fasziniert davon. Das ist sicher etwas, das zu ihrer Lebensgeschichte gehört. Da kommt also ab und zu eine Straßenbahn vorbei, oder da läuft jemand mit einem Hund oder mit einem Kinderwagen. Das ist etwas anderes, als zuzugucken, wie die Bäume wachsen. Die Räume des Cafés mit ihrer großen Glasfront zur Hauptstraße gehören zur Kirchengemeinde und sind mittendrin. Das ist schon lebendiger und vermittelt das Gefühl, ich gehöre noch dazu. Das ist, glaube ich, wichtig. Früher hat man Altenheime oft Haus Waldesruh genannt, ganz am Waldrand, wo sich Fuchs und Hase gute Nacht sagen. Man dachte, den Menschen etwas Gutes zu tun, wenn sie gute Luft und Ruhe haben. Aber die Menschen bei uns wollen das gar nicht unbedingt. Sie brauchen immer etwas zum Gucken.

Manfred Seiler Vielleicht ist das aber auch gar keine Gegensetzung? Du hast gesagt, die Struktur ist im Café recht offen, jeder der freiwillig Engagierten bringt etwas mit, was nach der ersten Halbzeit, so haben wir das genannt, laufen könnte. Aber der gemeinsame Tisch ist das zentrale Moment, oder? Das ist ja doch eine Herausforderung für jeden Menschen, auch für Menschen mit Demenz, dass sie einen Tischnachbarn haben, neben dem sie vielleicht noch nie gesessen haben, dem sie in die Augen schauen, den sie auch mal berühren können.

Regina Kraus Wir haben am Anfang immer mal wieder mit mehreren kleineren Tischgruppen experimentiert. Es sollte wie ein normales Café aussehen. Das hat manchmal funktioniert, aber eher mit Menschen, die noch sehr aktiv waren.

Manfred Seiler Was hat die große Tischrunde begünstigt?

Regina Kraus Dass Leute, die selbst nicht sehr aktiv werden, trotzdem beteiligt sind. Wenn man nur zu viert am Tisch sitzt, und es sitzen da zwei, die nicht reden möchten, sich aber gefordert fühlen, dann erleben alle ja eher Druck und Anspannung. In der großen Runde habe ich oft den Eindruck, da kann sich jemand auch zurücklehnen, zugucken und trotzdem teilhaben. Er hat nicht so viel Stress, obwohl es eigentlich anders wirkt, weil so viele außen herum sind. Aber er kann sich da eher zurücknehmen und ist nicht so direkt gefordert. Bei vielen Dingen, die wir gemeinschaftlich machen, gerade beim Ballspielen, ist es oft so, dass da zwölf Leute sitzen und zunächst spielen nur drei, die restlichen neun tun eigentlich gar nichts. Es kann sein, dass wir fünf oder zehn Minuten spielen, und währenddessen steigen dann fünf weitere ein. Oder jemand sitzt da, und man hat das Gefühl, er döst vor sich hin und plötzlich greift er ins Spiel ein. Also dieses „Ich kann ein bisschen gucken, was läuft hier, und wenn ich Lust habe, steige ich einfach mal ein" – das ist in der großen Runde besser möglich.

Bernhard Kraus Ich glaube, indem man viel Druck wegnimmt, werden die Menschen lockerer. Wir merken schnell, wenn jemand sich nicht entspannen kann, dann wird er unruhig, steht auf, rennt durch die Gegend, versucht, Aufmerksamkeit zu erregen, stört andere. Wir sind froh, dass im Café eine doch relativ entspannte Atmosphäre entsteht mit Menschen, die eigentlich in einer kritischen Situation sind. Inzwischen sind alle hier Pflegestufe drei und mehr oder weniger hilflos. Dass da trotzdem eine Atmosphäre entsteht, das liegt, glaube ich, zu einem großen Teil daran, dass wir nicht mit einer Erwartungshaltung auf diese Menschen zugehen. Da steht nichts auf dem Programm und da muss auch nichts einen therapeutischen Effekt haben. Wir versuchen rauszukriegen, was diesen Menschen Spaß machen würde, allen oder einzelnen, und das dann zu machen. Die große Runde schenkt manchmal auch besondere Erfolgserlebnisse. Wir haben ein paar Holzsachen, mit denen man etwas aufbauen kann, und wenn jemand so einen Turm hingekriegt hat, und alle gucken und klatschen und freuen sich, dass der das jetzt geschafft hat: sowas bekommt ein Mensch mit Demenz sehr selten zu spüren. Wir haben auch lernen müssen, dass es völliger Quatsch ist, zu glauben, man muss jedes Mal etwas Neues bieten. Im Gegenteil, die Wiederholung ist wichtig. Die Demenz hat ja den Vorteil, dass man eine Erstbegegnung mehrfach haben kann.

Manfred Seiler So wie die Straßenbahn immer wieder neu vor dem Haus vorbeifährt?

Bernhard Kraus Genau, man kann auch vertraute Sachen in der Kiste haben. Renate, fällt mir dabei ein, spielt in einem Amateur-Puppentheater und hat immer Sachen dabei wie die drei Eisbären, Handpuppen. Es ist gut, wenn sie sie öfter mitbringt und nicht jedes Mal ein anderes Tier. Das würde für Menschen, die nicht dement sind, bald langweilig werden, aber in dieser Gruppe trägt es dazu bei, sich sicher zu fühlen. Und sich entspannen zu können.

Manfred Seiler Die Altersforschung hat ja entdeckt, dass der Begegnungsaspekt und der soziale Aspekt – Wer sorgt für mich? Wer ist in meiner Nähe? Wen kann ich unterstützen? –, dass diese Sorgeaspekte und Sorgemotivationen zentral sind. Ich denke, mit höherem Alter wird die physische Begegnung mit Mitmenschen wesentlich zentraler als, sagen wir, ein hochkarätiger Theaterbesuch.

Bernhard Kraus Aber für die Menschen mit Demenz ist es schwierig, miteinander Kontakt aufzunehmen.

Manfred Seiler Kommunizieren die Menschen mit Demenz in der WOGE miteinander?

Regina Kraus Das gibt es, und das geht schon. Aber es ist oft auch unberechenbar. In der Wohngruppe gibt es Beziehungen zwischen Frauen und Männern, das verliert sich nicht, und es gibt immer mal Versuche, miteinander in Kontakt zu kommen, auch ganz gezielt, zumindest eine Zeitlang. Das kann funktionieren. Dann sitzen mal zwei Bewohner ein paar Wochen regelmäßig auf dem Sofa nebeneinander. Aber es ist nicht so nachhaltig, dass man sagen würde, da entstehen Freundschaften. Ich glaube, es geht um ein grundsätzliches Kontaktaufnehmen. Ich erinnere mich an eine Bewohnerin, die noch jünger war und die manchmal ein auffallendes Verhalten hatte. Sie hat bei einer anderen Bewohnerin immer ausgelöst, dass diese zu ihr hingegangen ist und sie in den

Arm genommen hat. Als von der Demenz Betroffene bin ich ja eigentlich immer nur die, die umsorgt wird, und wenn ich plötzlich einem anderen betreuungsbedürftigen Mitbewohner beistehen oder etwas Gutes tun kann, ist das eine tolle Erfahrung. Plötzlich kann ich wieder für jemanden sorgen und bin nicht nur derjenige, der umsorgt wird. Plötzlich habe ich eine Bedeutung. Das kann natürlich mit allen gehen, mit Mitarbeitern oder Angehörigen. Aber es geht eben auch untereinander. Sie können einander auch trösten.

Manfred Seiler Im Café gibt es eine Regel für die nicht erkrankten Besucher, oder? Ich kann mich erinnern, dass ihr darum gebeten habt, nicht über Demenz zu sprechen.

Regina Kraus Ja, nicht an der großen Tafel. Wir bieten natürlich schon den Raum dafür, denn es gibt ja oft Interessenten, die kommen, um sich zu informieren. Dann verabreden wir lieber einen Extratermin für ein Gespräch. Wenn im Café genügend Betreuer da sind, dann können wir uns auch schon mal woanders hinsetzen, aber es ist für uns völlig klar, dass es ein gemeinsamer Nachmittag ist und dass es da um Begegnung auf Augenhöhe geht. Ein Reden über die Demenz und die Menschen mit Demenz geht in diesem Rahmen nicht, sie spüren sofort, dass über sie geredet wird.

Bernhard Kraus Die Idee, dass jemand durch eine Demenz nichts mehr mitbekommt, ist sowieso ziemlich falsch.

Manfred Seiler Das würde ich als eine sanfte Strukturierung und Regelung beschreiben.

Regina Kraus Das ist eine Regel, ja.

Manfred Seiler Wie hat sich euer Verhältnis zu den Bewohnern, euer Verstehen im Laufe der Zeit entwickelt? Viele kennt ihr ein Jahr, zwei Jahre oder länger...

Regina Kraus Das sind zwei verschiedene Dinge. Die Bewohner der WOGE, die ins Café kommen, kennen wir zum Teil sogar schon vier, fünf Jahre. Natürlich auch durch unsere persönliche Beziehung: Solange mein Vater dort gewohnt hat, haben wir diese Menschen täglich getroffen. Sie sind eigentlich ein Teil unserer Großfamilie. Sie sind vertraut wie eine Großtante. Und ihre Angehörigen auch. Dadurch bekommen wir viel mit von dem, was sich verändert, wo möglicherweise neue Bedürfnisse erwachsen oder wo etwas nicht mehr geht. Das können wir auch im Café aufgreifen. Auf der anderen Seite erleben wir durch unseren kontinuierlichen Kontakt die Veränderungen auch nicht als so riesig. Weil es dadurch eine langsame Veränderung ist. Ich kann natürlich sagen, vor vier Jahren hat Frau Soundso dies und jenes gemacht und jetzt macht sie es nicht mehr. Aber wenn sie heute ins Café kommt und dann wieder in vierzehn Tagen, ist sie mir beide Male gleich vertraut. Bei den anderen, die von außen kommen, ist es anders, weil sie unregelmäßiger oder seltener kommen. Da sind wir stärker auf die begleitenden Angehörigen angewiesen, um in Kontakt zu bleiben.

Manfred Seiler Ein Gast des Kunstprojektes hat über die Unmöglichkeit gesprochen, sich in einen Menschen hineinzuversetzen oder ihn zu verstehen, der sich selbst nicht erinnern kann. Was würdest du ihm entgegnen?

Regina Kraus Ich würde sagen, egal ob ein Mensch mit oder ohne Demenz lebt, würde ich mir nie anmaßen, dass ich mich in einen anderen Menschen wirklich hineinversetzen kann. Ich kann immer nur ahnen. Ich kann versuchen, das, was ich wahrnehme, irgendwie einzuordnen. Ich selbst erlebe das bei den Menschen mit Demenz nicht sehr anders als bei jedem anderen Menschen. Ich kann immer schiefliegen mit meiner Interpretation dessen, was der andere wohl gerade von mir will oder brauchen könnte. Einen gesunden Menschen kann ich eher fragen, aber ob ich dann die Antwort kriege, die mir hilft, ist auch nicht sicher. Bei den Menschen mit Demenz geht es vielmehr darum, die momentane Situation zu spüren. Ist da gerade eine Spannung, oder ist da gerade eine Freude? Ich muss wahrnehmen, wie es dem Menschen geht, um auf ihn einzugehen. Dabei ist mir die Lebensgeschichte relativ egal. Es ist sicher gut, ein paar Dinge zu wissen, damit ich nicht völlig danebenliege oder irgendwas auslöse, aber insgesamt geht es um den Moment. Ich denke, wir machen uns etwas vor, wenn wir glauben, so viel über andere wissen zu müssen. Dieser Mensch kann heute ganz anders sein als gestern, Gott sei Dank.

Manfred Seiler Das ist ein schöner Punkt, den du benennst.

Regina Kraus Die Demenz bietet auch die Chance, dass etwas noch einmal lebt. Oder etwas lebt, das man vielleicht fünfzig Jahre verdrängt hatte. Demente Menschen nehmen kein Blatt mehr vor den Mund. Sie können Dinge so deutlich zum Ausdruck bringen, wie sie es ihr ganzes Leben nicht gemacht haben, weil sie dazu zu zivilisiert waren.
Der Gedanke der Anpassung ist weg. Ich erinnere mich an eine verstorbene Bewohnerin, die wir in der WOGE als sehr gütig und zugewandt erlebt haben. Von ihren Kindern wussten wir, dass sie als Mutter völlig anders war. Es ist interessant, was alles möglich ist in einem Raum, in dem mich keiner kennt. In einem Raum, in dem ich alle Konventionen vergessen habe, wo sie nicht mehr zählen.

Bernhard Kraus Ich stelle mir vor, dass ein Mensch mit Demenz von der Aufgabe, eine Identität behaupten zu müssen, befreit ist. Wir alle definieren uns weitgehend über unsere Lebensgeschichte. Wir sind irgendwo geboren, haben einen Namen, Schule, Ausbildung, Beruf. Wenn das alles vernebelt ist, wenn du gefragt wirst, wie heißen Sie, und du kannst nicht mal mehr deinen Namen sagen, und wenn ich dann sage „Hallo Manfred!“ und sich dein Gesicht aufhellt – dann denke ich: Die Identität sitzt noch irgendwo, braucht aber jemanden, der sie anspricht. Die Menschen mit ihrem Namen anzureden, finde ich etwas sehr Wichtiges. Wenn ich weiß, eine Frau kommt aus der Schweiz, und ich kann sagen: „Auf dem Brünigpass liegt sicher schon Schnee“, dann weiß ich, sie kann sich etwas vorstellen. Es ist hilfreich, über die Biografie einen Zugang zu haben, aber nicht, um eine Schublade aufzumachen und den Menschen dann reinzustecken, sondern damit dieser Mensch sich vergewissern kann: Ja, ich bin die Rosa.

Manfred Seiler Wir alle wollen ja jemand sein und bauen permanent an unserer Identität. Vielleicht herrscht in unserer Gesellschaft auch deshalb so eine Angst vor der Demenz, weil sie das Kunstwerk bedroht, das wir sein wollen, in das wir investieren. Geht es um die Angst, dass das, was ich zu besitzen meine, auf einmal weg sein könnte? Vielleicht müsste man sich entspannen und sich sagen, dass das so oder so irgendwann kommen wird.

Regina Kraus Das ist etwas, worunter vor allem die Angehörigen sehr oft leiden: zu erleben, wie der ihnen bekannte Mensch anders wird, seine Identität verliert – von außen betrachtet. Als Außenstehender ist es mir völlig egal, was derjenige mal dargestellt hat, und es ist sehr viel leichter, offen auf ihn zuzugehen. Ich kann mit diesen Menschen dann eine ebenso anregende und unterhaltsame Begegnung haben wie mit jedem anderen Menschen auch.

Manfred Seiler Das spielt sich dann im absoluten Jetzt ab, im Augenblick.

Bernhard Kraus Ich denke, die Angst vor der Demenz hat damit zu tun, dass es uns enorm schwerfällt, einfach im Jetzt zu sein: einfach so, mir gar keine Sorgen zu machen, was morgen kommt oder gestern war. Das könnte auch etwas Faszinierendes sein. Die andere Angst kommt, glaube ich, daher, dass Menschen mit Demenz uns auch unsere eigene Sterblichkeit vor Augen führen. Die meisten Menschen möchten ganz plötzlich und rasch sterben, sich am liebsten abends ins Bett legen und morgens tot aufwachen. (lacht) Sich mit dem Prozess des Loslassens auseinanderzusetzen, ist für viele beängstigend. Menschen mit Demenz führen uns dieses Sterben sozusagen in Zeitlupe vor. Der allerletzte Schritt, wenn sie dann wirklich den letzten Atemzug machen, ist oft ganz undramatisch. Zu sagen, ich kann nicht nur anhäufen, ich muss auch loslassen, sich dem zu stellen, dass das auch zum Leben gehört, das ist schon eine Herausforderung.

Manfred Seiler Die Menschen mit Demenz führen uns vor, was Gegenwart ist. Ich glaube, Zeit wird wertvoll. Begegnung und Zeit werden wertvoll. Das spiegeln uns diese Menschen. Diese Gegenwärtigkeit habe ich sehr geschätzt, als ich selbst im Café WOGE war. Für mich war die Beschäftigung mit den Menschen mit Demenz hier der Wirbel- und Wendepunkt, mich an meine alternden Eltern zu wenden. Sie waren schneller als ich und haben sich in dieser Zeit explizit meine Nähe gewünscht. Aber für mich war da bereits klar, ich bin bereit, meinen Eltern entgegenzukommen und mit ihnen zu leben. Das ist meine persönliche Rückansicht dieses Projektes, meine ganz persönliche Geschichte mit der WOGE.

Bernhard Kraus Genau das ist dieses Dialogische, was ich vorhin gemeint habe, dass man sich auf die gleiche Ebene begibt. Ich kann etwas geben, tun, organisieren, aber ich kann mich auch öffnen: Was löst es aus, dem Verschwinden gewissermaßen ins Auge zu sehen, an Fragen, an Anregung, an Lebensphilosophie, wie immer ich es nennen will?

Manfred Seiler Auch an Schönheit.

Bernhard Kraus Das alles bekomme ich ja nur mit, wenn ich mich nicht als drüberstehend betrachte im Sinne von: Ich bin hier der Gesunde und dort ist der Kranke, den ich jetzt mal ein bisschen betüttele, damit es ihm irgendwie besser geht, wobei ich mich aber innerlich auf Distanz halte. Das ist für uns eine Frage bei allen Besuchern im Café WOGE: Schaffen die es irgendwie, nicht von oben nach unten zu agieren? Auch bei den Angehörigen ist immer die Frage, wie ein Hin und Her entstehen kann: Sind sie nur die Betreuungspersonen oder sind sie bereit, sich auch auf diese andere Ebene zu begeben und etwas ganz einfaches Gemeinsames mitzumachen?

Manfred Seiler Wie war das mit den Gästen des Kunstprojekts „Gastraum"?

Regina Kraus Das war unterschiedlich. Es gab Gäste, die haben sich problemlos einfach eingelassen, haben Kontakt aufgenommen mit dem, der gerade neben ihnen saß, und waren einfach dabei. Da war eigentlich gar nichts anders als sonst. Die Gäste haben ihre verschiedenen Gastgeschenke mitgebracht und sind entweder damit gelandet oder nicht.

Manfred Seiler An welches Ereignis erinnerst du dich gern?

Regina Kraus Ich erinnere mich daran, wie Herr von Lucadou sehr unbefangen seine Noppenfolie mitbrachte zum Spielen, witzig irgendwie, in der Art: Ich bringe jetzt einfach mal was mit und wir probieren's. Ich finde, dass er es geschafft hat, Kontakt aufzunehmen mit unterschiedlichen Leuten, auch mal mit jemandem anders über seine Tätigkeit zu reden. Er war neugierig.

Bernhard Kraus Er hat auch selbst verkörpert, dass es doch recht normal ist, dass Menschen verrückte Ideen haben. Verrückte Wahrnehmungen. Das hat gar nicht nur mit Demenz zu tun. Er hat vermittelt, dass er spannend findet, was Leute so alles sehen. Die Haltung war nicht: Du spinnst, das gibt's doch nicht, sondern: Ja, wenn du das so siehst, dann ist da schon was dran.

Regina Kraus An wen ich mich noch erinnere, ist die Hula-Tänzerin…

Manfred Seiler Dagmar Habermann.

Regina Kraus … die mit einem großen Korb kam und Sachen aus ihrem Bereich dabei hatte. Sie hat es gut geschafft, dieses Singen einzubringen. Irgendwann hat sie angefangen, mit jemandem zu tanzen. Auf der anderen Seite hat sie durch das Ungewöhnliche und Fremde, das nebenbei spürbar war, Neugier und Interesse geweckt. Auch sie hat praktisch sich selbst mitgebracht.

Bernhard Kraus Ich weiß nicht, ob sie das vorhatte oder ob sie merkte, der Funke springt über, und dann weitergemacht hat. Sie hat auch ein ganz einfaches Lied in einer komplett unverständlichen Sprache mitgebracht, Hawaiianisch. Man hätte das filmen müssen: Sie hat es geschafft, dass Leute, die eigentlich schwer gehbehindert sind und eigentlich kaum vom Stuhl hochkommen, irgendwann gestanden haben, dass sich alle die Hände gegeben und im Takt der Musik rings um den Tisch bewegt haben – und alle hatten dabei diese Blumenketten um! Da war eine unglaubliche Stimmung. Sie ist natürlich mit einer ganz starken Persönlichkeit hereingekommen und hat – anders als ganz viele andere, was genau so in Ordnung war – richtig Programm gemacht. Aber es war von ihr nicht aufgesetzt.

Regina Kraus Man hat gespürt, sie ist selbst von dem begeistert, was sie da tut. Das hat gezündet.

Bernhard Kraus Da war doch noch eine Schauspielerin, ich habe den Namen vergessen ...

Manfred Seiler Charlotte Müller.

Bernhard Kraus Sie hat ein Lied gesungen, den „König von Thule". Da war auf einmal eine sehr konzentrierte Aufmerksamkeit da. Sie stand einfach da und hat gesungen. Und alle waren still und haben gelauscht. Das sind schon ganz besondere Momente. Sonst ist immer eher eine Unruhe am Tisch.

Manfred Seiler Haben Gäste eure Arbeit ergänzt oder eher gestört?

Bernhard Kraus Die Konstellation war ja so: Man saß in einem Kreis an einem großen Tisch. Vorher wurden die Gäste begrüßt. Der Zeitpunkt, an dem sie ihr Gastgeschenk überreichten, war völlig unterschiedlich. Manche haben das gleich am Anfang gemacht, manche aber auch irgendwann zwischendrin, und alle saßen einfach so dabei in der Runde. Die Gäste waren nicht im Zentrum des Ganzen, sie mussten schon auch von sich aus initiativ werden. Natürlich gab es einen Unterschied, ob Leute versucht haben, mit den Menschen mit Demenz in Kontakt zu kommen, oder ob sie eher beobachtet haben.

Regina Kraus Ich finde, es haben schon alle irgendwie versucht, Kontakt aufzunehmen. Aber halt auf ganz unterschiedliche Art und Weise.

Bernhard Kraus Da ist zum Beispiel eine Bewohnerin, die ist in Afrika aufgewachsen. Als Kind hat sie Französisch gesprochen und irgendjemand, ich weiß nicht mehr, wer es war, konnte auch gut Französisch. Die haben wir natürlich nebeneinander gesetzt, und dann haben die beiden auf Französisch parliert, das war toll, und wir haben sogar noch französische Lieder gesungen.

Manfred Seiler Die Idee des Gastgeschenks war ja, dass man einerseits etwas mitbringt, wie man das eben als Gast tut, aber auch, dass man etwas von sich sichtbar macht und einen konkreten Anlass hat, mit jemandem in Kontakt zu kommen. Die Idee zielte auf ein Tauschverhältnis.

Regina Kraus Ich finde schon, dass das meistens gelungen ist. Die Idee war gut.

Bernhard Kraus (lacht) Der Bestatter hatte seine Kerze vergessen ...

Regina Kraus Manche hatten mehrere Sachen dabei. Der Priester hat einfach gesagt: „Ich habe den Tagesspruch dabei, vielleicht passt der ja." Das war für ihn etwas sehr Alltägliches. Er hat gesagt: „Das ist mein Handwerkszeug, das habe ich eigentlich immer dabei." Er hatte auch noch ein Lied dabei. Manche Geschenke sind angekommen, manche sind auch untergegangen. Ich kann mich gar nicht mehr daran erinnern, was der Herr Stütz mitgebracht hat…

Bernhard Kraus Der hat etwas aufgesagt, ein ewig langes Gedicht.

Manfred Seiler Willi Stütz hatte von Shakespeare den Monolog des Jacques über die sieben Lebensalter in der Übersetzung von Erich Fried dabei.

Bernhard Kraus Der hat ihn komplett auswendig gesagt!

Manfred Seiler Was haben die Gäste – aus eurer Perspektive – aus ihren jeweils zweistündigen Besuchen mitgenommen?

Regina Kraus Ich befürchte, manche haben ihre Vorurteile bestätigt gesehen. Andere, glaube ich, haben ein Berührtsein mitgenommen. Vielleicht weniger Angst. Auch wenn sich im Café natürlich nur ein Ausschnitt ereignet, sicherlich meist eher die Sonnenscheinseite der Demenz.

Bernhard Kraus Fast alle haben vermittelt, dass sie in einen besonderen Raum hineingekommen sind, dass sie mit Menschen in Kontakt gekommen sind, mit denen sie sonst nie etwas zu tun gehabt hätten. Dass es gut war, zwei Stunden lang auszuhalten.

Manfred Seiler Einige haben ihr Erlebnis im Café als erholsam und heiter beschrieben. Als einen Ort, der einen wohligen Effekt hatte, an dem man sich auch als Gesunder physisch ein bisschen entspannt und vielleicht durch diese Gegenwärtigkeit auf andere Dinge geachtet hat als sonst.

Bernhard Kraus Wir sehen unsere Aufgabe tatsächlich darin zu ermöglichen, dass man sich gemeinsam mit der Frau über jede Straßenbahn freut und nicht denkt, diese blöde Straßenbahn, warum muss die hier alle sieben Minuten vorbeifahren, die bringt uns durcheinander, wir hören doch jetzt eine Geschichte.

Manfred Seiler Ihr organisiert also einen Rahmen, der einen Freiraum schafft. Eigentlich erfindet ihr einen sozialen Organismus, den es sonst hier nicht geben würde. Ihr habt ja beide davon gesprochen, dass ihr ein Team seid mit freiwillig Engagierten. Wo würdet ihr euch mehr Hilfe und Unterstützung wünschen bei eurer Arbeit als Betreiber dieses Cafés?

Regina Kraus Es wäre gut, wenn die Initiative ein bisschen größer wäre. Wir sind im Moment drei Betreuer, die immer da sind, und drei Assoziierte, die ab und zu ansprechbar sind. Es wäre schön, es gäbe noch ein paar mehr Menschen, die sagen, ich trage mich jetzt in den Kalender ein, und einmal im Monat kann ich kommen.

Bernhard Kraus Ich fände Werbung gut in dem Sinn, andere Leute an einem anderen Ort auf die Idee zu bringen, etwas Ähnliches aufzuziehen.

Manfred Seiler Das Spannende bei eurem Projekt Café WOGE ist für mich, dass es um Selbstverständlichkeit geht.

Regina Kraus Ja, auch um das Bürgerschaftliche. Das Älterwerden wird ja zunehmend eine gesellschaftliche Aufgabe. Ich glaube, wir kriegen das nicht geregelt, wenn es kein bürgerschaftliches Engagement gibt. Es wäre schön, wenn es,

in der Stadt verteilt, viele solcher kleinen Orte gäbe, wo der Umgang mit Alter oder Krankheit selbstverständlicher ist. Vielleicht auch nachbarschaftlich selbstverständlicher.
Manfred Seiler Wo seht ihr denn euch selbst im Alter?
Bernhard Kraus (lacht) Die Frage möchte ich überspringen…
Regina Kraus Für mich hat der unmittelbare Kontakt mit der Demenz durch meinen Vater schon dazu geführt, dass das Alter den Schrecken verliert. Trotzdem wünsche ich mir nicht unbedingt eine Demenz. Aber da ich weiß, ich kann es nicht wirklich beeinflussen, hoffe ich, dass es dann, wenn ich alt bin – ich weiß auch nicht, wann ich das bin, ich werde jetzt sechzig –, dass es dann neben meinen familiären auch nachbarschaftliche Strukturen gibt.
Manfred Seiler Plant ihr das zusammen oder plant da jeder von euch alleine?
Regina Kraus Wirklich planen tun wir das nicht. Klar, wir haben viele Modelle und viele Ideen durch die Arbeit, aber selbst betroffen zu sein, ist noch mal etwas anderes. Aber wir setzen uns nicht zusammen und überlegen. Ein Stück weit ist es für mich ein Tabu, das zu planen.
Bernhard Kraus Ich glaube, es kann nicht darum gehen, das Altern perfekt zu planen und sich abzusichern. Das ist einfach nicht möglich. Aber es ist in Zukunft eine Grundfähigkeit von uns gefragt, sich auf neue Situationen einstellen zu können und Dinge, die einem bislang fremd waren, auf irgendeine Weise annehmen zu können. Wichtig ist es, soziale Kontakte auch außerhalb der Familie zu pflegen. Das kommt einem zugute im Alter. Die gesundheitliche Vorsorge ist schon auch gut, aber ich glaube, dass man es nicht übertreiben sollte. Ich bin ein bisschen allergisch gegen den Satz, den man gern an Geburtstagen sagt, oder wenn ein Kind auf die Welt kommt: Hauptsache gesund. Ich kenne viele Leute, die überhaupt nicht gesund sind. Kinder, Jugendliche, Mittelalte und ganz Alte. Ich glaube nicht, dass Gesundheit die Hauptsache ist. Ich glaube, dass es möglich ist, auch mit einer schweren körperlichen Einschränkung glücklich zu sein. Ich kenne auch Menschen mit Demenz, die eigentlich ganz zufrieden sind, so zufrieden, wie sie in ihrem ganzen bisherigen Leben nie sein konnten. Vielleicht nicht im Anfangsstadium, wenn sie dement werden, aber später, wenn sie einmal so richtig drin sind in der Demenz.
Manfred Seiler In Abwandlung einer Einsicht von Camus in das Wesen des menschlichen Lebens ist das vielleicht die großartigste Provokation dieser Zeit, dieser Krankheit und auch eures Projekts: Müssen wir uns den dementen Menschen als einen glücklichen Menschen vorstellen?
Regina Kraus Ich glaube, es geht ganz einfach um eine Haltung. Damit, glaube ich, kriege ich vieles hin. Es gibt Ausprägungen von Demenz, da würden auch wir alle hier an unsere Grenzen kommen, das ist völlig klar. Aber wenn wir auf Menschen, die an einer Alzheimer-Demenz leiden, mit einem neugierigen, staunenden Blick oder Gefühl zugehen, dann ist das nicht so schwer.
Manfred Seiler Ich danke euch beiden für dieses Gespräch.

Rainer Marten
Das letzte Selbst

I.

„[…] sie säen nicht, sie ernten nicht, […] und euer himmlischer Vater ernährt sie“[1] – so gesehen ist Demenz willfährige Einkehr in Gottesglauben. Selbsterhaltung ist ein Wort der Aufklärung: Der Mensch sei es, der sich durch Aktivierung selbsthafter Kräfte selbst erhält, kein ihn überragendes Wunderwesen tue das für ihn. Doch ist jeder Mensch gleich Mensch? Lassen geistige Kräfte nach, geraten sie in Verlust, dann ändert sich der Charakter des von Menschen geteilten Lebens nachhaltig. Die Partnerschaft mit Anderen, die lebensteilig aktiv sind, zeichnet sich für den in seiner Geisteskraft Geschwächten immer weniger durch Eigenaktivität aus. Passivität hat begonnen zu überwiegen und weiter zuzunehmen. Sehen wir nicht auf seinen möglichen Glauben, sondern auf sein wirkliches Leben, dann ist er der Mitmenschlichkeit übereignet, ob er das will und weiß oder nicht. Wie aber steht es dann um das Selbst mit seinen Kräften?

Wie die abgründige Geschichte von Hiob, dem Menschen, den Gott dem Teufel überlässt, erzählt wird, steht dem Gegengott alles an Hiob zur Disposition, einzig und allein „er selbst“ (*autos*) nicht[2]. Was hat dieser erdichtete Gottesgedanke mit dem Selbst im Sinn: die reinste Individualität, das eigentliche Sein des Menschen, die erste und letzte Lebendigkeit? Der aus Wien stammende amerikanische Psychoanalytiker Frederick Wyatt, der auch in Freiburg gelehrt hat, erklärt als Ziel von Folter, die Menschen Menschen antun, die Sprengung des Selbst. Das gesprengte Selbst, so hat er es gemeint, ist weder bei sich selbst noch nicht bei sich selbst, das heißt außer sich. Nein, es sei zerstört, unfähig, in irgendeiner Weise über sich selbst zu verfügen. Das ist Selbstlosigkeit der grauenhaften Art, ungewollte totale Willfährigkeit. Jeder Widerstand ist gebrochen. Widerstand – das ist das Wort. Was Positivisten im 19. Jahrhundert zur Definition von Wirklichkeit taugte, gewinnt hier einen aufschlussreichen Sinn: Der Demente verfügt über das Wider, und zwar selbsthaft. Die eine streichelnde Hand mag er, gegen die andere hat er etwas. Sie ist ihm zuwider. Das Selbst macht sich bemerkbar. Der

[1] **Matthäus 6,26.**

[2] **Hiob 1,12.**

Psychologe wird erklären, was alles hier im Spiel ist. Für philosophisches Überlegen genügt die Feststellung, dass Selbstbewusstsein und Selbstgefühl manifest werden. Das Selbst des Dementen zeigt sich als unzerstört, allein die Aktivierung seiner Kräfte hat eine gravierende Modifikation erfahren.

In Dichtungen von Gott und Teufel, die den Menschen vor die Entscheidung seiner selbst stellen, ist „Ich widerstehe" das große Wort. Nun ist der Demente kaum dazu ausersehen, letzte Entscheidungen zu treffen. Gibt er Präferenzen zu erkennen, so sind sie, von der Pflege her gesehen, zumeist tolerabel. Auch hat er sich nicht „seelisch" zu bewähren, wie etwa jene in Aigues-Mortes gefangen gehaltene Hugenottin, die in achtunddreißig Jahren mit den Fingernägeln in die Steinmauer groß RESISTER ritzte und so ihre Unbeugsamkeit bewies. Er hat keine Langzeitstrategien, keinen Sinn für ferne Zukunft. Sein zeitliches Selbst ist ein gewandeltes. Ist er wach und sieht klar, dann reicht die Wachheit kaum über Gegenwart und vergegenwärtigte Vergangenheit hinaus, unbeschadet möglicher Vorfreuden und Ängste im Naherwartungsfeld. Ist er wach und sieht verklärt, dann regiert in ihm steuerlos das Erinnerungspotential. Fest in ihm ist allein das Widerstand Leistende, die noch bestehende Selbsthaftigkeit, die bis zur ausdrücklichen Selbstwertschätzung reichen kann. Was ihm Kräfte gegen ungewünschte und nicht gelittene Zumutungen verschafft, ist identisch mit dem, was ihm an ihm selbst Halt gibt. Der Demente wirft sich nicht weg, er hält sich: an sich selbst, an alles, von dem er spürt und weiß, dass es ihm Wert gegeben hat und gibt. Indem er es (noch) versteht, mit seinem Selbst an seinem Selbst Halt zu finden, bewahrt er es. Dieses Bewahren hat die Aktionsform des Zulassens und Widerstehens.

Der Demente erfährt Pflege, hat Besuch. Er hat Erinnerungsstücke an sich, einen Ring etwa, hat Erinnerungsstücke um sich, wie es Photographien und eigene Möbel sind. Befindet er sich, etwa bei Mahlzeiten, in Gemeinschaft, dann hat er Selbste um sich, denen er mit unterschiedlichem, auch wechselndem Für und Wider begegnet. Es müssen nicht Freundschaften und Feindschaften sein, was sich herausbildet, auch nicht totale Gleichgültigkeit, so wird doch in jedem Falle die Gefühlswelt belebt. Zuneigung und Abneigung sind Zeichen selbsthaften Lebens. Teilt er sich mit, dann schöpft er aus dem Gewesenen. Phantasien können dabei dominieren, niemals aber sind es Visionen, die sich in einem geistigen Vorweg durch Zukunft leiten lassen. Spielen die geistigen Kräfte des Selbst unbewusst und eben willkürlich mit Erinnerungen, dann ist die Aktionsform des Selbst die der Wiederholung, freilich nicht die einer regelrechten, sondern die einer ungewollt verklärten und verspielten. Wiederholen erweist sich so als ein selbsthaftes Sich-an-sich-selbst-Halten des Dementen.

Es wäre falsch, den an Demenz Leidenden für menschlich vereinsamt zu erklären. Solange er im Geringsten selbsthaft agiert, sind andere Selbste im Spiel, die ihn herausfordern und ihm dazu verhelfen, sein Selbst zu bewahren. Sollte Demenz eine Form annehmen, die den geistig Entkräfteten und Verwirrten keine Zuwendung mehr wahrnehmen ließe, dann wäre er auf einem letzten Weg – nicht auf dem zum Ende des Lebens, wohl aber auf dem zum Ende des Selbstseins. Der eigene Selbstwert, der sich im Haltfinden an sich selbst bestätigt, lässt sich nicht in totaler Vereinsamung und Vereinzelung bewahren. Zu Selbstgefühl und Sich-selbst-Wissen gehören zwei: das Selbst und das Selbst, zu dem es sich verhält. Identitätsbewusstsein verlangt innere Alterität. Wer nichts Anderes mehr als Anderes erfährt, dem schwindet, so denke ich, die Individualität, das Gespür für jede Eigenheit, selbst für die eigene Lebendigkeit. Der Mensch braucht den Menschen – diese in praktischer Sicht einzig bedeutsame Antwort auf die Frage des Menschen nach sich selbst ist von bleibender und durchgängiger Wahrheit. Ein Mensch, der in nichts mehr Menschen zu brauchen versteht, ist nicht tot, aber er lebt nicht mehr als ein Mensch, der um dieses „als" weiß und für es einstehen kann. Ich denke ihn mir als einen, der nicht mehr fähig ist, sich zu wiederholen und an sich selbst irgendeinen Halt zu finden.

II.

„Und es wird sein in den letzten Tagen", sagt der Gott, „ich werde ausgießen von meinem Geist auf alles Fleisch, und eure Söhne und eure Töchter werden weissagen, und eure Jugendlichen werden Gesichter sehen, und eure Ältesten werden Träume träumen" – die *Apostelgeschichte*[3] zitiert den Propheten Joel[4], der im 4. Jahrhundert v. Chr. große Ereignisse für Israel ankündigte. Die Alten und Ältesten prophezeien nichts, was in der Zukunft liegt, haben auch keine Visionen, die auf schöpferischen Kräften beruhen, sondern sie träumen, und zwar, wie der innere Akkusativ eigens festhält, träumen sie Träume. Was der Prophet für die Letztzeit des Volkes als Weltgericht ankündigt, passt gut für die späten Tage der Dementen: Sie träumen. Träume sind keine Visionen, keine utopischen Entwürfe. Sie bewegen sich im Gewesenen, aus dem sie mit aberwitzigsten Aufmischungen zurückkommen. Diese Träume haben nichts von Tagträumen, in denen Menschen gerne, auf ihre Zukunft bedacht, sich selbst überschätzen. Es sind wirklich Träume, Träume, die keine Deutung brauchen, weil selbst die treffende für den Gerträumthabenden nicht mehr relevant werden könnte. Sieht der Träumende wachen Auges auf dem leeren Nachbarbalkon eigene Enkel spielen, so ist das kein Tagtraum, auch keine Vision, sondern ein Spiel des vereint klaren und verklärten Geistes: Das Gesehene wird, in wörtlicher Doppeldeutigkeit, mit Traumbildern versehen.

Eure Ältesten werden Träume träumen – nehmen wir das als ein Wort, das den Dementen gilt, dann spricht sich darin das Recht eines jeden Menschen auf Demenz aus. Die Wege, die sich menschliche Lebendigkeit bei den „Ältesten" sucht, die Lebenskräfte und mit ihnen das Selbst zu schwächen, sind ein in die Lebens- und Todesbejahung eingeschlossener Teil des Lebens und Sterbens. Die Kunst, etwas dagegen zu unternehmen, dass die Lebendigkeit diesen Weg geht, ist von Natur aus in ihrem Vermögen beschränkt. Regen sich Menschen auf, ja werden sie ungehalten, wenn jemand sie nicht mehr erkennt und „wirres Zeug schwätzt", dann ist ihnen nahezulegen, in die Schule des Lebens zu gehen, wie sie im Alter die Schule der Endlichkeit ist, sind sie doch einfach lebensignorant. Beginnt ein Gehirn, es mit den Synapsen anders zu halten als das Gehirn eines Menschen, der im Vollbesitz seiner sinnlichen und

[3] 2,17.
[4] 3,1.

geistigen Kräfte ist, dann wird unübersehbar, wie die Endlichkeit des Lebens beginnt, ihren Anspruch mit Nachdruck zu vertreten. Es ist spannend zu beobachten, was der Natur alles einfällt, den Weg zur Vollendung der Endlichkeit des Lebens zu gestalten und mit dem Siegel der Unumkehrbarkeit zu versehen. Das sagt kein Zyniker und auch kein Fatalist. Ist Pubertät ein ebenso aufregendes wie beruhigendes Zeichen, dass die Reifung eines Jugendlichen einen Sprung macht, so ist die Phase des Verlustes geistiger Präsenz vergleichbar ein Zeichen, dass die Endlichkeit eines Alten einen Sprung macht in Richtung ihrer Vollendung. Beginnende und fortgeschrittene Geistesabwesenheit kann, zumindest für die um den Dementen Besorgten, anschaulich zur Vorschule eigener endgültiger Abwesenheit werden. Ist der Tod dem Leben lebenslang sein treuester Intimus, näher als jeder Nächste, so wird die Zeit der Demenz für den Dementen und für den, der sie begleitet, zu einer Zeit, in der das Leben, mehr oder weniger bewusst, auf den Tod als seinen unüberholbaren, oftmals verdrängten Intimus zugeht: Leben und Tod werden einander Freund. Lebensbejahung geht fließend in Todesbejahung über. Todeswillige Helden und martyriumwillige Gläubige instrumentalisieren den Tod, wenn sie ihn „suchen". Der Demente, der sich willfährig pflegen lässt, von kleinen Pros und Contras gegen die Sorgeentourage abgesehen, ist weder willens noch fähig, den Tod zu instrumentalisieren. Zukunft, zumal absolute jenseits der Zeit, ist für ihn keine Option. Sein verbliebenes geistiges Selbst schöpft aus dem Gewesenen, die gelegentlich praktizierten Für und Wider im lebensteiligen Leben gehören ganz der Gegenwart. Die Erwartung der Mahlzeiten, des morgendlichen Lichts und des abendlichen Dunkels, der Physiotherapie – alles gehört der Ausdehnung der Gegenwart zu: dem Heute. Auch wenn in leichteren Stadien der Demenz sich einer auf einen Besuch freuen kann, der in einer weit ferneren Zeit liegt, als es ein und zwei Tage sind, denkt er nicht planend voraus. Rasendes Geschehen, das sich in Träumen des Dementen abspielt, hebt erst recht nicht den Stillstand der Zeit auf, in dem er lebt. Wird zur Aufmunterung des Gemüts für Abwechslung gesorgt – ein Hund wird vom Besuch mitgebracht, ein Lied vorgesungen –, dann bilden diese Belebungen Intervalle im Jetzt. Das *Nunc stans* wird nicht durchbrochen, die Zukunftslosigkeit bleibt erhalten. Endlichkeit, wie sie vom Dementen gelebt wird, hat nicht das in ihr liegende Versprechen, das Ende, im Auge, zumal nichts, was über das Ende hinausläge.

III.

Ein Mensch, der sein Leben anzunehmen, ja zu übernehmen versteht, lebt nicht vegetativ dahin. Wir sagen dann, dass er sein Leben führt. Mit dem Führen ist der Weg- und Zeitcharakter des Lebens angesprochen. Bleibt auch das erste Woher und das letzte Wohin für den Menschen eine Frage, die er zwar gestalten, aber nie beruhigen und zu einem Ende bringen kann, so hat sein Führen – ebenso notwendig wie wirklich – ein Weg- und Zeitwissen, das ein Woher und Wohin einschließt: eine vergangene und eine künftige Präsenz. Haben Philosophen den Menschen, um seinem Weg eine Bestimmung zu geben, aufgeteilt, zum Beispiel in Göttliches und Tierisches, Geistiges und Triebhaftes, zumeist noch in ein Drittes, dazu ausersehen, das Zweigeteilte zu vermitteln, dann war es stets der „höhere" Teil, zum Beispiel die Denkkraft gegenüber der Triebkraft, welchem die Führung zugedacht wurde. Ob ein Bild oder ein Rossegespann der Veranschaulichung dienten, der dafür zu erdenkende Führer sollte nie ein anderer als das sein, was im Lateinischen *mens* heißt: Denkkraft, Vernunft, Verstand (*esprit, intelligence, penser, pensée*).

Ein Leben zu führen heißt, es in Bewegung zu setzen. Dazu bedarf es der Impulse, der Motivationen. Gehört, wie Philosophen es sehen, alle Führungskraft den geistigen Kräften, die die nichtgeistigen bändigen, dann liegt im Geistigen selbst der erste Impuls und die erste Motivation, das Leben zu führen.

Sigmund Freuds an Platon orientiertes Wort „Wo Es war, soll Ich werden" kommt so zu Ehren, der Anspruch, zugunsten gelingenden menschlichen Lebens die entfesselte Urkraft des Es gänzlich unter das Joch der Vernunft zu zwingen. Doch das geht nicht auf. Der Sinn des Lebens, sein Bewegungssinn, bestünde dann nämlich darin, vernünftig zu sein, um vernünftig zu sein. Die Denkzeiten aber sind vorbei, in denen man das Selbst des Menschen mit seinem vernünftigen Teil identifizierte. Nein, zu diesem Selbst gehören nicht weniger Sinnlichkeit und Leiblichkeit. Darum wäre es vorschnell, ja falsch, dem Dementen, je nach Grad seiner Demenz, Lebensführungskräfte abzusprechen. Der, weil auch hinfällig, an das Bett „gefesselte" Pflegebedürftige ist nicht ohne jede Selbstheit und Führungskraft. Gelerntes soziales Verhalten etwa geht nicht ohne weiteres verloren, wenn die Möglichkeit schwindet, selbsthaft voll über das eigene Verhalten zu verfügen. Spuren von Selbstheit und Individualität finden sich allein schon in dem, „wie einer sich aufführt". Jedes sich unterscheidende Verhalten ist Zeichen von geführtem Leben, ist Lebenszeichen von Impuls und Motivation, von verbliebenem Selbstwertgefühl. Auch positive emotionale Schübe wie die „helle" Freude über einen Besuch lassen, zumal wenn sie in einem „luziden Intervall" zu gestischem und selbst sprachlichem Ausdruck finden, die Selbsthaftigkeit des Dementen zum Vorschein kommen.

IV.

Sieht man auf die Häufigkeit von Demenzerkrankungen und auf die Lebenszeit, die sie in Anspruch nehmen, so entwickelt sich Demenz zu einer Lebensform – ein Spezialfall des Alters als Lebensform. Wird nicht der Versuch unternommen, die Alten das Alter vergessen zu lassen, indem man sie zu falschen Jugendgefühlen verführt, sondern wird Alter akzeptiert als Endphase des Lebens, dann verdient es den Titel „Schule der Endlichkeit". Das gilt freilich auch für jede schwere Erkrankung, bei der aus Erfahrung einer Heilung nur geringe Chancen einzuräumen sind. Diese Angebote, noch einmal zur Schule zu gehen, können freilich ausgeschlagen werden. Es sind Angebote der Zeit, einer Zeit, die man auch anders vertun kann. Wem jedoch der Tod kein Feind ist, sondern eine innerste Gewissheit seines Lebens, der hat die Chance, sich mit der Endlichkeit seiner lebenskräftigen Möglichkeiten anzufreunden, und dies eben genau zu der Zeit, da sich ihre Abnahme erfahren lässt. Resultat ist kein rührseliges

Eintauchen in die Stimmung der Vergänglichkeit. Nein, es gilt zu lernen. Als Hauptlehre wird sich dabei immer neu herausstellen, dass die Zeit kostbar ist: die Zeit der Gemeinsamkeit, die Zeit des Schauens und Hörens, des Lesens, überhaupt die Zeit des Wach- und Am-Leben-Seins. Wie aber steht es mit dem Dementen, kann er überhaupt noch lernen? Das ist der kritischste Punkt des nachdenklichen Zugangs zu dem, wie es mit dem Dementen in unserer Lebenswelt steht. Er ist ja unmöglich als isoliertes Individuum zu sehen. Demenz als Lebensform ist eine Form gemeinschaftlichen Lebens. Angesichts des Immer-älter-Werdens der Menschen in prosperierenden Gesellschaften, das die Lebensform des Alters neu gewichtet, hat auch die Gesellschaft neue Erfahrungen zu machen und neu zu lernen, wie Leben mit den Alten und im Spezialfall mit den Dementen zu teilen ist.

Während verfahrene fundamentalistische Ansichten dazu führen, sich der lebenspraktischen Frage der Selbsttötung zu verweigern, wächst für die immer größer werdende Zahl der Alten die Gefahr, aus der Gesellschaft eliminiert zu werden. Programme des Schneller-Sterbens sind vorauszusehen, um ein Mehr an Lebenslust den Lebensstarken zu sichern. Es gibt keine Garantie, dass die religiös geprägte Kultur, sich um stark geschwächtes Leben zu sorgen, ja ihm Sinn zu verleihen, als herrschende überlebt. Darum ist die Gesellschaft gefragt, die Gesellschaft im Ganzen, ob zu ihren Lebensformen, und das heißt zu ihrer Lebenssinngestaltung, die Dementen gehören. Es ist keine Frage, ob sie dazu bereit ist, wenn die Bereitschaft meinte, sich irgendwelchen moralischen Normen verpflichtet zu fühlen. Nein, in dieser Frage hat gesellschaftliche Lebensteilung aus sich selbst „normativ“ zu werden. Es geht nicht um Pflicht, nicht um Neigung, sondern um Sinn: Gehört es gesellschaftlich zum gelingenden und erfüllten Leben, lange und immer länger mit Alten zu leben, die geistig abwesend und verwirrt sind? Ist diese besondere Schule der Endlichkeit, die Demente und die sich um sie Sorgenden nie anders als gemeinsam besuchen, eine für die Lebens- und Todesbejahung fruchtbare? Sind diese Fragen geklärt, dann spielen demographische Erkenntnisse und ökonomische Bedenken keine Rolle mehr.

V.

Reicht schon ein Mensch zeit seines Lebens nicht ganz in seine eigenen Tiefen, kennt niemand von Grund auf sich selbst, so ist die Nichterreichbarkeit des Dementen etwas unvergleichlich Befremdenderes. Sind sinnliche Fähigkeiten erhalten, dann bleiben das Auge-zu-Auge und die Stimme im Ohr bedeutsam. Nicht selten nimmt die Bedeutung des Tastsinns zu. Wie aber Liebende die Erfahrung machen, dass leibliche Innigkeit dem Anderen nicht jede Ferne nimmt, ja dass gerade die nächste leibhafte Nähe die letzte Unnahbarkeit des Anderen spüren lässt, so kann auch die liebevollste Pflege und ihr entsprechendes Gewährenlassen nicht die Kluft verschwinden machen, die sich im Umgang miteinander immer neu auftut.

Dass Menschen, die geistig „auf der Höhe“ waren, mit einem Male nicht mehr recht und schließlich überhaupt nicht mehr auf den bewährten Wegen zu erreichen sind, bleibt eine außerordentliche Erfahrung, auch wenn es gesellschaftlich zu einer nicht mehr zu übersehenden Erscheinungsform des Menschen geworden ist. Hat Philosophie den Menschen in seiner Besonderheit als Lebewesen nicht nur als ein mit geistigen Fähigkeiten ausgestattetes, sondern mehr noch als ein zum Gebrauch und zur Vervollkommnung dieser Fähigkeiten bestimmtes Wesen gesehen, dann muss sie doch in Staunen geraten, gerade dieses dabei zu sehen, wie es sich zunehmend dem Abbau und Verschwinden seiner geistigen Kräfte hingibt, bevor es von dieser Erde geht. Platon und Aristoteles hatten Schwierigkeiten, den Schlafenden für einen vollgültigen Menschen zu nehmen, wenn dessen Wesen, die Vernunft, doch das Wachsein verlangt. Was wäre ihnen erst zum Dementen eingefallen? Das berührt nicht genau die Frage lebenswerten Lebens, wie sie Alfred Hoche[5] und seine Mistreiter gestellt haben, sondern die des der Philosophie werten Menschen, die freilich, wird im Denken die eigentliche Lebendigkeit gesehen, auch die Frage des lebenswerten Lebens ist.

Nun ist aber menschliche Würde nichts Essentialistisches, sondern eine Sache der Praxis. Kant hat die Bestimmung der Menschenwürde auf den falschen Weg gebracht, als er sie in der reinen, durch keinen Affekt beeinflussten Vernunft gegeben sah. Nichts aber hat aus sich Würde und Wert, nicht einmal das Gold. Zu Würde und Wert gehört die Schätzung, eben die positive Wertung und Würdigung. Menschliche Würde ist – zum Glück – praxisdefinit. Der Demente wäre für die philosophischen Heroen Platon, Aristoteles und Kant würdelos, wertlos. Die Schätzung von Menschen kann nur eine gesellschaftliche und gemeinschaftliche sein. Wird Demenz zunehmend, ja ist sie bereits Lebensform, dann ist das eine Demonstration der Würdigung von Dementen. Lebensformen sind Formen der Lebensteilung. Wie die Lebensteilung von Eltern mit Kleinkindern ist auch die Lebensteilung von Pflegenden mit Gepflegtwerdenden und Angehörigen mit ihren Erkrankten nicht eigentlich eine asymmetrische, sondern eine durchaus wechselseitige, wobei die eine Seite beide Seiten übernimmt: Die Eltern belehnen das Kleinkind mit Selbsthaftigkeit, die Pflegekräfte und Angehörigen von Dementen die Dementen. Indem sie Hilfsbedürftigen die nötige und das heißt auch die in Zuwendung, ja in Liebe erfolgende Hilfe angedeihen lassen, würdigen sie die, denen sie helfen. Diese Würde ist eine echte Nimbierung: Nicht nur die Kleinkinder, sondern auch die Dementen strahlen in die Augen ihrer Lebenspartner zurück. Sterben Demente, dann hängen Helfer nicht selten Bilder ehemaliger Schützlinge in ihrem Zimmer auf. Für total Hilfsbedürftige ist die Würdigung durch Helfer das letzte, durch Belehnung erwirkte Selbst. Ganz zuletzt erst weicht das eigene Selbst des Gepflegten, wenn er so gut wie kein eigenes Verhalten mehr zeigt. Genau dann aber verlöscht das Selbst nicht vollends. Im Gegenteil, es wird als belehntes noch einmal groß und strahlend – dank Lebensteilung.

[5] Karl Binding/Alfred Hoche, Die Freigabe der Vernichtung lebensunwerten Lebens. Ihr Maß und ihre Form, Leipzig 1920.

Konstantin Adamopoulos
Demenz schauen

So bin ich nur als Kind erwacht,
so sicher im Vertraun
nach jeder Angst und jeder Nacht
dich wieder anzuschaun.
Ich weiß, sooft mein Denken misst,
wie tief, wie lang, wie weit – :
du aber bist und bist und bist,
umzittert von der Zeit.

Mir ist, als wär ich jetzt zugleich
Kind, Knab und Mann und mehr.
Ich fühle: nur der Ring ist reich
durch seine Wiederkehr.

Ich danke dir, du tiefe Kraft,
die immer leiser mit mir schafft
wie hinter vielen Wänden;
jetzt ward mir erst der Werktag schlicht
und wie ein heiliges Gesicht
zu meinen dunklen Händen.

Rainer Maria Rilke, 1899

Rilkes Kind bin wohl auch ich, so wie Opa Hain. An ihm kann ich ahnungshaft vor und zurück ins Jenseits schauen. Dieses Frühjahr ist er dann doch gestorben. Ich habe ihn nur als lieben dementen Menschen kennengelernt. Früher war er Vorstandsvorsitzender und blieb bis zuletzt von einer gewissen Grandezza umweht. Sein mildes Lächeln mir gegenüber verunsicherte mich nie. An ihm, an seiner Präsenz und seinem Stil konnte ich für mich über Angst und Verunsicherung der Identität nachsinnen. Eine Auseinandersetzung mit ihm war mir nur im übersinnlichen Sinn möglich, als Projektion vielleicht, als inneren Brief ins Universum, an dem er sichtlich mehr teilhatte als jeder Priester.

Wie kann ich mich gegenüber einer Demenz bewusst selbst empfinden, wo sie definitorisch das Denken in einen sich eintrübenden Spiegel der Erinnerung überführt? In dieser Grauzone herrscht wohl Angst – Angst vor dem Unbekannten, vor dem Kommenden, vor dem Ende, vor dem Dahinter. Diese Unfähigkeit oder diese Furcht im Angesicht des „abnehmenden Verstandes“ wirkt schon, wenn ich Menschen mit Demenz nur gegenübertrete. Mein Bewusstsein schreckt zurück, sobald ich Demenz zu denken beginne, nicht erst, wenn sie mich tatsächlich selbst besucht. Der bohrenden Frage, ob dieser Besuch immer ungelegen kommt oder ob er nicht gar eigenmächtige Folge von diesem und jenem, wie beispielsweise Verdrängung oder Fehlbewältigung unserer chaotischen Zeit, ist und unserer Fehlernährung nachfolgt, möchte ich hier nicht nachspüren.

Mich interessiert vielmehr die Frage nach dem Bild der Demenz, und damit die Frage nach ihrer Ästhetik. Wie und was nehme ich an ihr wahr? Im Bild greift Demenz gewissermaßen ohne mein Wollen auf mich zu. Anders gesagt, Demenz nimmt ungewollt mehr und mehr Raum in mir ein, zunächst als Frage, als Ansinnen, wie von außen. Oder ist sie auch ein Schutz vor dem Zuviel? In Demenz kann ich aus meiner entkoppelten Ich-Persönlichkeit heraus weniger Verknüpfungen zur Realität herstellen: einmal, weil Demenz sich als Eigenart in mir einstellt, oder eben, weil ich mich davor zu ängstigen beginne. Die sorgenvolle Wirkung erfüllt Demenz schon in der Abwehr gegen sie.

Demenz erleben ist sicher anders als sie denken. Trotzdem möchte ich mich ihr stellen. Was wird aus mir, wenn ich „dement" werde? Werde ich diesen Verstandesschwund als Besitzübernahme von außen erleben oder als Schwäche in mir? Wird ein aussichtsloser, zäher Kampf beginnen oder sich die Tatsache plötzlich einstellen, wie ein Beinbruch? Wird meine Demenz wie eine langsame Erblindung oder schleichende Taubheit mit Ärger über die schwindende Deutlichkeit der anderen verbunden sein oder doch mit Scham über die eigene schwindende Potenz einhergehen? Wie werde ich auf das ganze Gewicht des Sachverhalts gestoßen? Was bleibt dann an mir übrig von der Menschheitsaufgabe des „Erkenne dich selbst!", an der ich doch auch partizipiere? Zumindest kann ich in Demenz manchem anderen dann das Erkenntnisobjekt geben. Ist das Heraufrufen der Furcht, wie in einem Mysterienspiel, konstitutiv für den Beginn eines Wandels? Werde ich den anderen davon noch berichten können? Wird mir als Dementem jemand zuhören wollen? Werde ich bei den anderen um mich herum Mitleid verursachen, oder wird meine Demenz helfen, ein uns beide haltendes Mitgefühl zu entwickeln? Hat Demenz einen Klang, eine Farbe? – Höre ich dann die ‚Mühle am rauschenden Bach' und lächle deshalb, weil sie mir wieder in den Ernst der Kindheit verhilft? Sehe ich das Demenzgefühl grün und das Bewusstsein dagegen lila?

Das Demente scheint wie auf einer ätherischen Ebene zu leben, im immer gleichen Weben sich zu wiederholen, sicher im organischen Rhythmus. Till Velten sagt, das sei wie die Seelen-Zukunftswerkstatt aus einer vergessenen Kraft der Alten. Was wäre, wenn man die Chance hätte rückwärts zu träumen? „Und wo wir Zukunft sehn, dort sieht es Alles und sich in Allem und geheilt für immer", sagt Rilke in der 8. Duineser Elegie über „die Spiegelung des Frein", „unendlich, ungefasst und ohne Blick auf seinen Zustand, rein, so wie sein Ausblick", gegenläufig dem Wunsch der

Kontrolle über die Schöpfung: „Dieses heißt Schicksal: gegenüber sein und nichts als das und immer gegenüber“, antipodisch zum schieren Wunsch und zum denkenden Gestalten.

Die Demenz wirkt in Verbindung mit Bewusstsein zunächst zersplitternd auf meine Seele. Ich verliere den liebgewonnen Zugriff auf mich als eine selbstbezogene Einheit und Funktion. Mir schwinden die mühselig gewebten Gewissheiten, wo ich im Denken doch das Trennen brauche, in Innen und Außen. Diese Zweiung, wie das Oben und Unten, ist tatsächlich nur schwach in mir drin begründet. Ich brauche all die anderen Menschen schützend als Gewissheit, um an dieser Ausstülpung zu mehr Bewusstsein nicht zu verzweifeln. In der Demenz und im Ewigen dehnt und durchsetzt sich dann alles wieder immer weiter. Wie im Schlaf ist unbewusst Unendliches möglich, gerade ohne meine Beherrschung. – Demenz wird keine erweiternde Droge sein, die mir den Zugang zu meinem eigenen Innenleben erleichtert. Stattdessen fürchte ich mich vor dem geistigen Leben über oder unter meinem Bewusstsein. Demenz stellt mir die Bewusstseinsfrage, und gleichzeitig ist darin schon für alles gesorgt.

Ich folge meinem Stern und will nichts rückgängig machen, aber „schauen“ werde ich doch, immer wieder und tiefer hineinschauen.

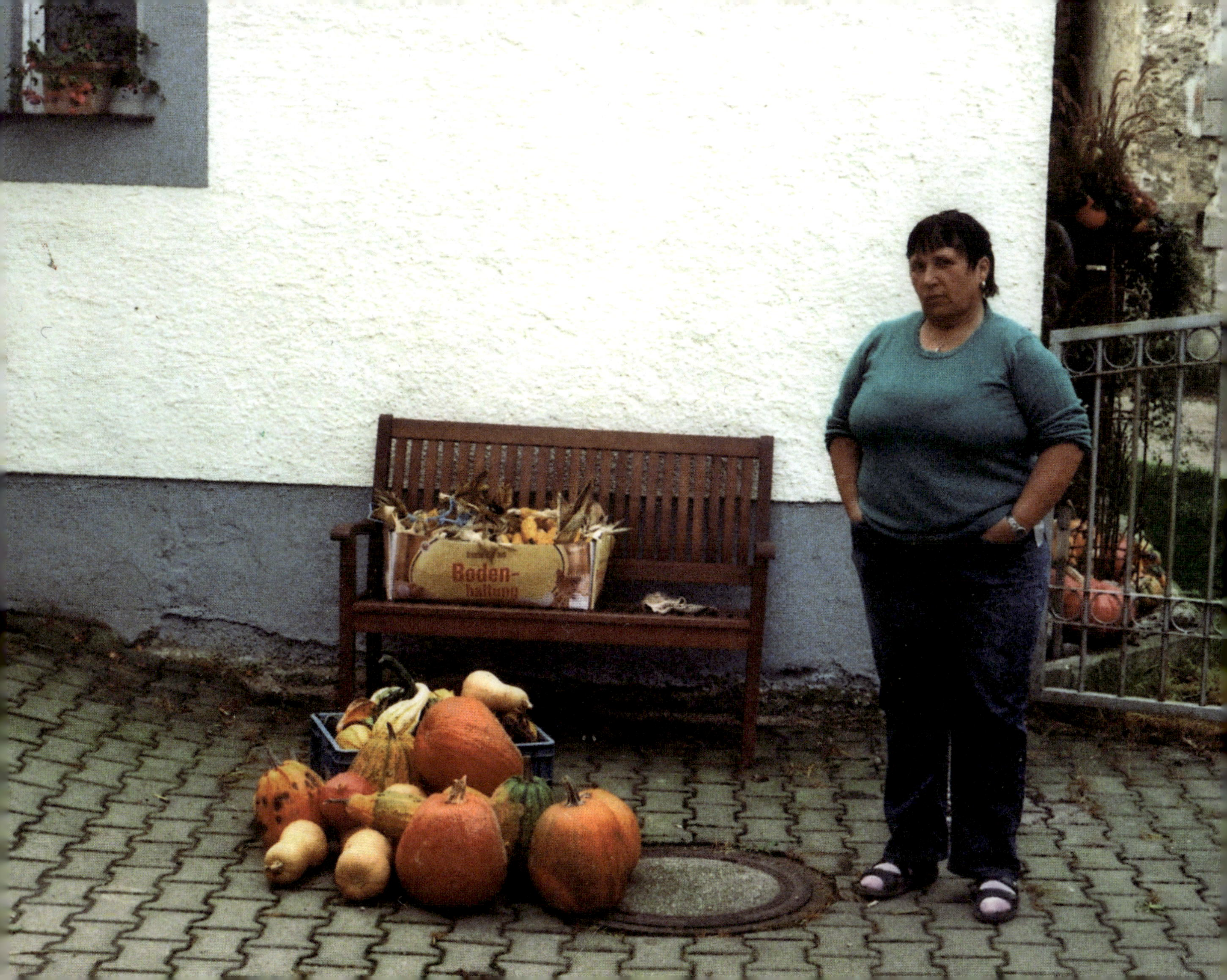
Boden-

Abschied

Gespräch mit Margit Hespeler auf ihrem Hof in Mähringen

Till Velten Frau Hespeler, ich habe Ihnen ja gerade erzählt, dass dieses große Demenz-Gesprächsprojekt mit entstanden ist, weil ich über Ihre Pflege von Walter Jens gelesen habe. Mich hat interessiert, ob Intellektuelle eigentlich eine Sehnsucht nach Tieren und Wärme und Geborgenheit haben. Wussten Sie von dieser Sehnsucht?

Margit Hespeler Mit der Zeit habe ich gemerkt, dass der Herr Jens das braucht. Am Anfang habe ich immer gedacht, er braucht seine Bücher. Aber das war falsch. Er hat sie nicht mehr gesucht, sondern er ist eigentlich ganz abgekommen von dem, was er vorher war. Er ist mehr in den ländlichen Bereich gegangen. Er hatte Freude an einem Hund, an den Kaninchen hauptsächlich, an den Pferden, die hat er geliebt. Da ist er jeden Tag hingelaufen und hat sie gestreichelt, obwohl man davor nie gedacht hat, dass er das tun würde.

Velten Also Pferde, Kaninchen und Hunde.

Hespeler Ja, und vor allem Kinder. Kinder mochte er. Unheimlich, ja. Mit den kleinen Kindern verstand er sich unheimlich, und er hat auch eine riesige Ausdauer gehabt. Wenn die etwas gemalt haben, dann hat er geschaut und war interessiert und hat auch nie gejammert, es sei ihm schlecht oder sonst etwas. Sondern er war immer hilfsbereit mit den Kindern, hat ihnen immer mal einen Stift gegeben, obwohl sie es nicht gebraucht hätten. Man merkte, mit Tieren, vor allem hier, war er die Ruhe selbst. Der Hof war für ihn etwas ganz anderes. Ein ganz anderes Umfeld, das war für ihn einfach sehr wichtig.

Velten Die Kinder, waren die bei Ihnen im Haus?

Hespeler Die sind bei uns hier im Haus.

Velten Hat das die Frau Jens gemocht, wenn Sie ihn mitgenommen haben, oder war das schwierig?

Hespeler Nein. Sie hat es gemocht. Sie hat sich das einmal angeschaut, und dann hat sie gesagt, dass es das Beste sei, was es für ihren Walter gäbe, dass der Herr Jens einfach da mit anderen zusammensitzt. Ich habe ihn überallhin mitgenommen. Das hat er einfach gerne gemacht, und das hat Frau Jens auch gemerkt am Abend. Er ist immer ganz gelassen, ruhig, nach Hause gekommen.

Velten Aber geschlafen hat er immer in Tübingen?

Hespeler Geschlafen hat er in Tübingen. Das wollte ich aber auch so, damit er wusste, wo er hingehörte.

Velten Und sind Sie gelernte Pflegerin, oder hat sich das erst in der Arbeit so ergeben?

Hespeler Das hat sich mit den Jahren aufgebaut. Ich bin als Hauswirtschafterin oder Haushälterin auf 450-Euro-Basis bei der Frau Jens eingestiegen. Sie hatte jemanden gesucht und ich hatte mich gemeldet. Sie hat erzählt, sie hätte einen schwerkranken Mann, und nach zwei Monaten hat sie gesagt, dass sie ins Krankenhaus käme aufgrund einer Hüftoperation. Und dann habe ich gesagt: „Ja gut, kann ich danach wieder kommen?" Dann meinte sie: „Ja, selbstverständlich." Während ihr Mann, ich glaube, in Basel war, hat mich Tilman, der älteste Sohn, angerufen, sein Vater würde gerne raus, ob ich ihn nehmen könne, und da sagte ich: „Ich habe einen Vollzeitjob." Weil ich in die Gastronomie gegangen war. „Aber ich kann es vielleicht mit meiner Tochter zusammen machen, bis deine Mutter wieder nach Hause kommt."

Velten Also hier auf Ihrem Hof?

Hespeler Nein, in Tübingen, in Tübingen. Und dann hat ihn der Tilman nach Hause geholt. Nachts habe ich unten bei ihm geschlafen, mittags war ich bis eins da. Ab eins kam meine Tochter, weil die da gerade Urlaub hatte, und war so lange bei ihm, bis ich wieder von der Gastronomie kam. So haben wir das gemacht. In der zweiten Woche ist der Herr Jens die zweite Stufe hinuntergefallen und hatte eine Platzwunde. Wir haben den Krankenwagen angerufen, und dann brachte man ihn ins Krankenhaus. Dort stellte man fest, dass er leichte Blutungen hatte, und behielt ihn da. Und ja, dann kam er auf die Intensivstation, am nächsten Tag, weil sich der Zustand verschlechtert hatte. Und nach vierzehn Tagen hieß es, er sei ein hundertprozentiger Pflegefall. Damals hat der Tilman angerufen und gefragt, ob ich es mir vorstellen könnte, dass ich bei ihnen in Vollzeit anfange, damit ich seine Mutter unterstütze. Da sagte ich, ich müsse erst kündigen, ich hatte eine Kündigungsfrist. Gott sei Dank hätte ich keinen Urlaub gehabt dieses Jahr und könne relativ schnell aufhören. Das war für mich eine riesenschwere Entscheidung, weil ich mir darunter noch nichts vorstellen konnte und der Professor auf der Neurologischen in Tübingen mir sagte: „Frau Hespeler, Sie wissen, das ist eine schwere Aufgabe für Sie. Überlegen Sie sich gut, was Sie machen." Ich habe den Herrn Jens von Anfang an gemocht und meine Entscheidung getroffen.

Velten Haben Sie denn die Demenzerkrankung schon bemerkt, als Sie im Hause Jens begannen?

Hespeler Ich habe gemerkt, dass etwas nicht stimmt. Er ist immer so aufgeregt durch das Haus gesprungen, er hatte so eine Unruhe. Die Frau Jens hat zwar gesagt, dass ihr Mann Demenz hat, aber ich habe mir nichts darunter vorgestellt.

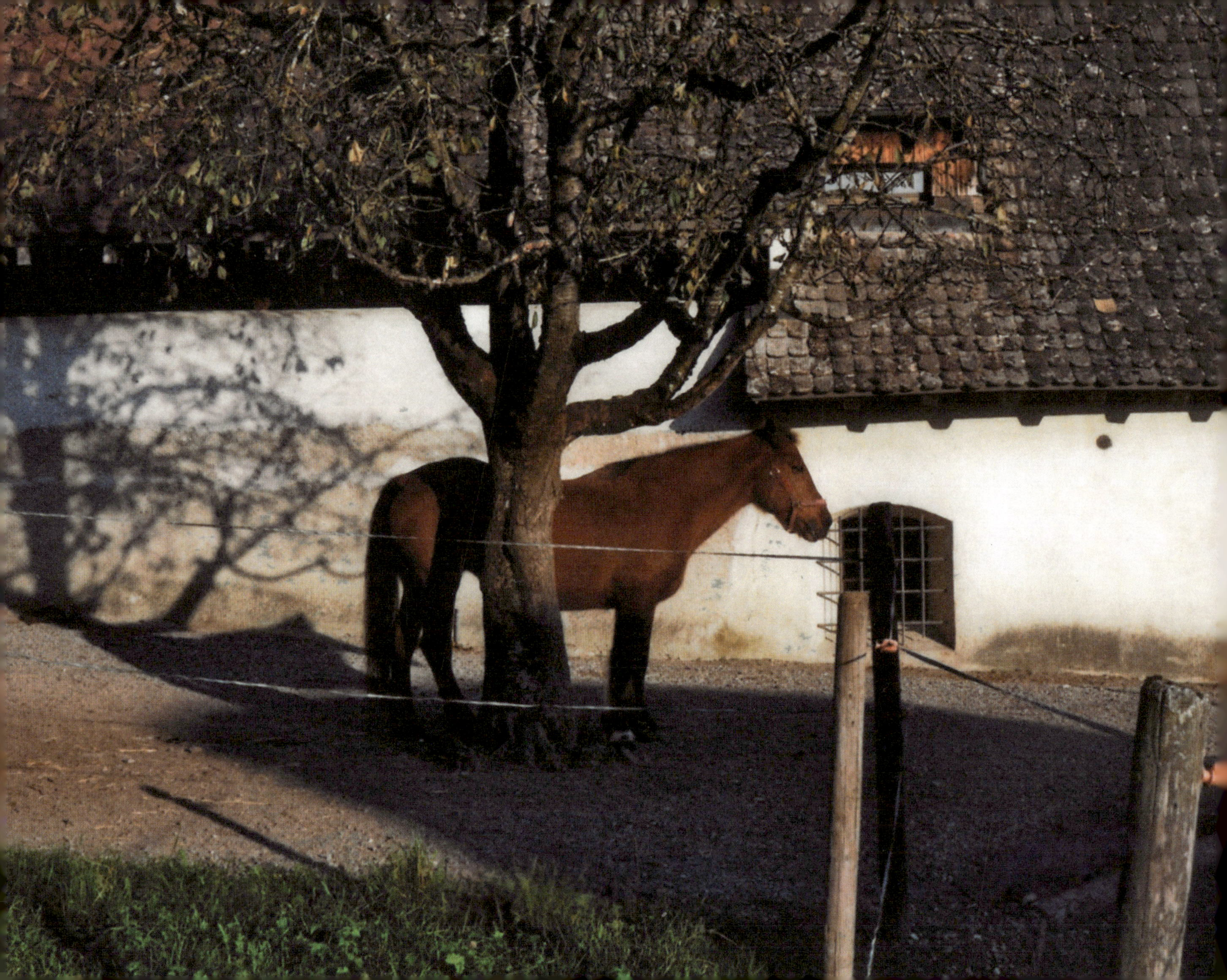

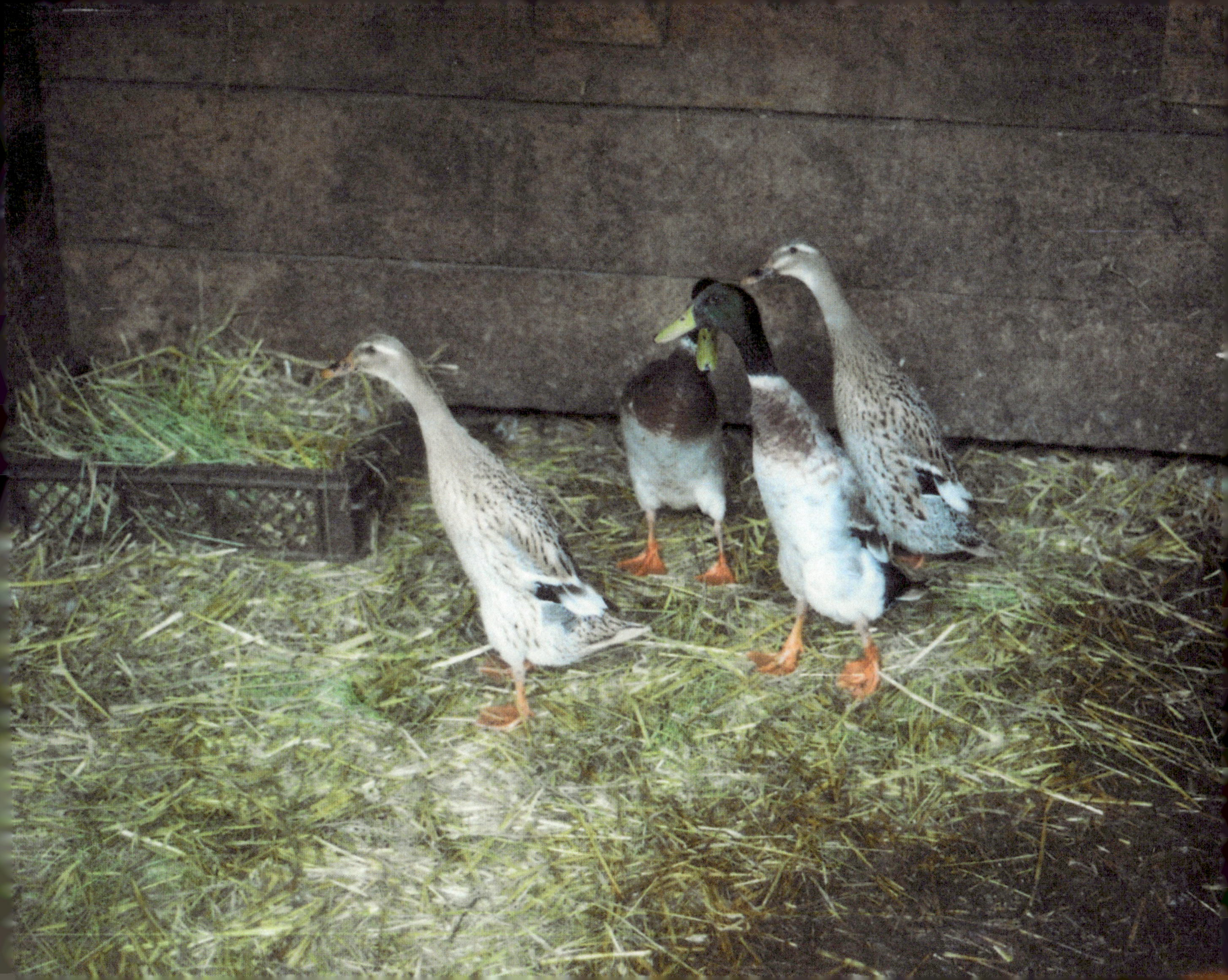

Erst in der Zeit, als er gefallen war, habe ich selbst verstanden, oh, da stimmt es einfach vom Kopf her von hinten und vorne nicht. Ich habe immer geschaut, dass ich mit ihm geschickt umgegangen bin. Er war am Anfang schon manchmal etwas böse mit mir und hat mich auch sehr geschimpft, aber das hat mir nichts ausgemacht. Ich habe mir immer gesagt, dieser Mann ist krank, ganz einfach. Er macht das nicht aus Trotz oder Bosheit, sondern er ist einfach krank. Er weiß nicht, was er tut.

Velten Sie mochten ihn?

Hespeler Ich habe ihn von Anfang an gemocht und mag ihn heute noch sehr, auch wenn er nicht mehr da ist. Ich mochte ihn bis zur letzten Stunde, und es war immer mein Wunsch, dass ich diesen Mann bis zum letzten Atemzug pflegen und bei ihm sein kann.

Velten Und warum mochten Sie ihn?

Hespeler Weil er einfach eine herzliche Art hatte. Als ich mich vorstellte, ist er gleich richtig herzlich zu mir gekommen und hat mich begrüßt: „Ach wie schön, dass Sie kommen. Wie schön, dass Sie bei uns anfangen." Ja, er war von Anfang an einfach sehr liebevoll zu mir. Als ich mir das mit der Demenz langsam so alles vorstellen konnte, habe ich mich richtig in dieses Ding reingehängt und mir gesagt: „So, das mache ich, auch wenn ich auf der Felge daherkomme, ich mache das für diesen Mann!" Weil ich ihn mochte.

Velten Wie lange waren Sie insgesamt bei ihm als Betreuerin?

Hespeler Acht Jahre.

Velten Also acht Jahre im Hause Jens. Und wie lange haben Sie für Herrn Jens gearbeitet, als Demenzpflegerin?

Hespeler Sieben Jahre.

Velten So lange?

Hespeler Sieben Jahre.

Velten Und das war nie ein Problem, zwischen der Frau Jens und Ihnen?

Hespeler Überhaupt nicht. Im Gegenteil. Ich hatte mit der Frau Jens ein gutes Verhältnis, kann ich nur sagen. Ein Spitzenverhältnis! Es war immer meine Voraussetzung, dass wir offen und ehrlich miteinander umgehen. Und das war beidseitig. Das war für mich wichtig, und das war für sie wichtig. Wir sind da beide gleich. Sie hat gewusst, was ich mache. Sie hat genau gewusst, sie kann sich auf mich verlassen, und anders herum, konnte ich mich auf sie verlassen. Ich hätte die Frau Jens nie alleine im Wald stehen lassen. Egal was gewesen wäre, nie. Es ist immer wichtig, wenn man einen Menschen pflegt, dass man sich mit den anderen mitpflegenden Personen sehr gut versteht und nicht gegeneinander arbeitet. Wenn man sich gegeneinander gestellt hätte, dann hätte das nie funktioniert.

Velten Was meinen Sie denn, warum mochte Walter Jens die Tiere und die Natur bei Ihnen so? Früher war er ja eher zwischen Büchern.

Hespeler Weil er eigentlich von den Büchern gelangweilt war. Wenn ich ihm ein Buch hingelegt habe, dann hat ihn das gar nicht mehr interessiert. Er sagte mir immer: „Ich kann nicht mehr. Ich weiß nichts mehr." Und die Tiere, die konnte er einfach anschauen. Die Pferde haben gewiehert, der Hund ist um seine Füße herumgesprungen, oder eine Katze hat miaut. Er hat ja früher anscheinend keine Katzen gemocht, aber hier hat er sogar eine Katze auf den Schoß genommen und sie gestreichelt, und sie hat geschnurrt. Er war liebevoll. Und er merkte, aha, das Tier, das mag mich.

Velten Mag Frau Jens denn auch Tiere?

Hespeler Frau Jens hatte nichts gegen Tiere. Es war jetzt nicht, dass sie gesagt hätte: „Ah, ich bin verliebt in Tiere." Das nicht, aber sie hatte wirklich nichts gegen Tiere.

Velten Wenn Sie mit Walter Jens in Tübingen umhergegangen sind, dann hat ihn ja wahrscheinlich jeder gekannt, oder?

Hespeler Ja.

Velten War das nicht auch schwierig?

Hespeler Für ihn war es am Anfang schwer. Das erste Jahr, als ich anfing, hat er oft geweint und gesagt: „Ich kann nicht mehr." Und ich habe immer gesagt: „Herr Jens, Sie können immer noch, ich helfe Ihnen." Und: „Sie sind ein rührender, fabelhafter Mensch." Er hat von Anfang an gemerkt, er hat jemanden. Das ist wichtig. Er hat gemerkt, dass ich ihn nie allein lasse. Wenn es ihm schlecht ging, habe ihn immer getröstet, und wenn auch bloß mit einem Fleischkäsebrötchen oder mit einem Stück Kuchen. Wenn er etwas zu essen hatte, wurde er ruhig. Sofort ruhig.

Velten Konnte seine Frau ihn auch trösten, oder war das schwieriger?

Hespeler Ich denke, bei dieser Demenz ist das für die Angehörigen immer schwieriger, das merke ich auch jetzt bei anderen Leuten. Die hatten ja den Alltag mit diesen Menschen. Ich war eine fremde Person für den Herrn Jens. Die Angehörigen konnten zwanzigmal sagen: „Ach, Walter, nimm die Tabletten." Er hat sie nicht genommen. Wenn ich gesagt habe: „Herr Jens, nehmen Sie die Tabletten", hat er gesagt: „Ich will nicht." Aber er hat es gemacht. Ich war auch ein Ruhepol. Für die Angehörigen ist das einfach so schwer, weil der kranke Mensch sich total verändert. Das zu kapieren, ist für sie schwerer als für den, der krank ist. Sie werden vielleicht mal schnell etwas lauter, ein anderer Tonfall, und dann ist es sowieso aus, dann macht der kranke Mensch zu. Das wichtigste ist, immer ruhig zu bleiben, geschickt. Und wenn es nicht klappt mit der Tablette, oder egal mit was, einfach ablenken. Aber immer auf der gleichen ruhigen Schiene. Und es am Ende wieder in Ruhe probieren.

Velten Waren Sie denn auch im Moment seines Todes dabei?

Hespeler Ja. Er ist an meiner Hand gestorben.

Velten War es ein tragischer, ein dramatischer Tod, oder ist er ruhig gestorben?

Hespeler Dass der Herr Jens mit seinem Asthma so friedlich sterben darf, das hatte ich mir nicht vorgestellt.

Velten Mit seinem Asthma?

Hespeler Ja. Er hatte schweres Asthma. Vor seiner Demenz muss er unheimliches Asthma gehabt haben. In den Anfangszeiten, als ich da war, hat er eigentlich kaum etwas mit dem

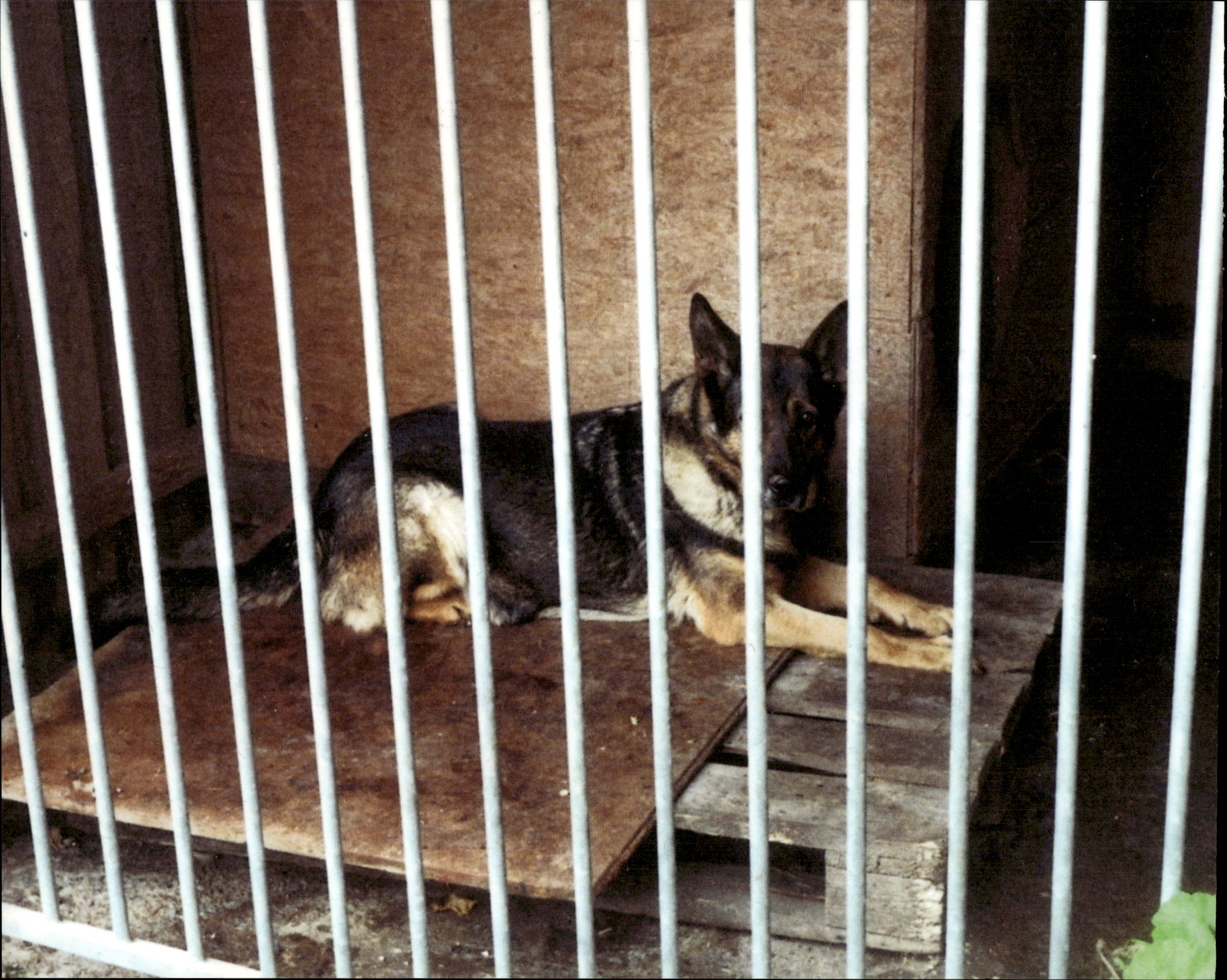

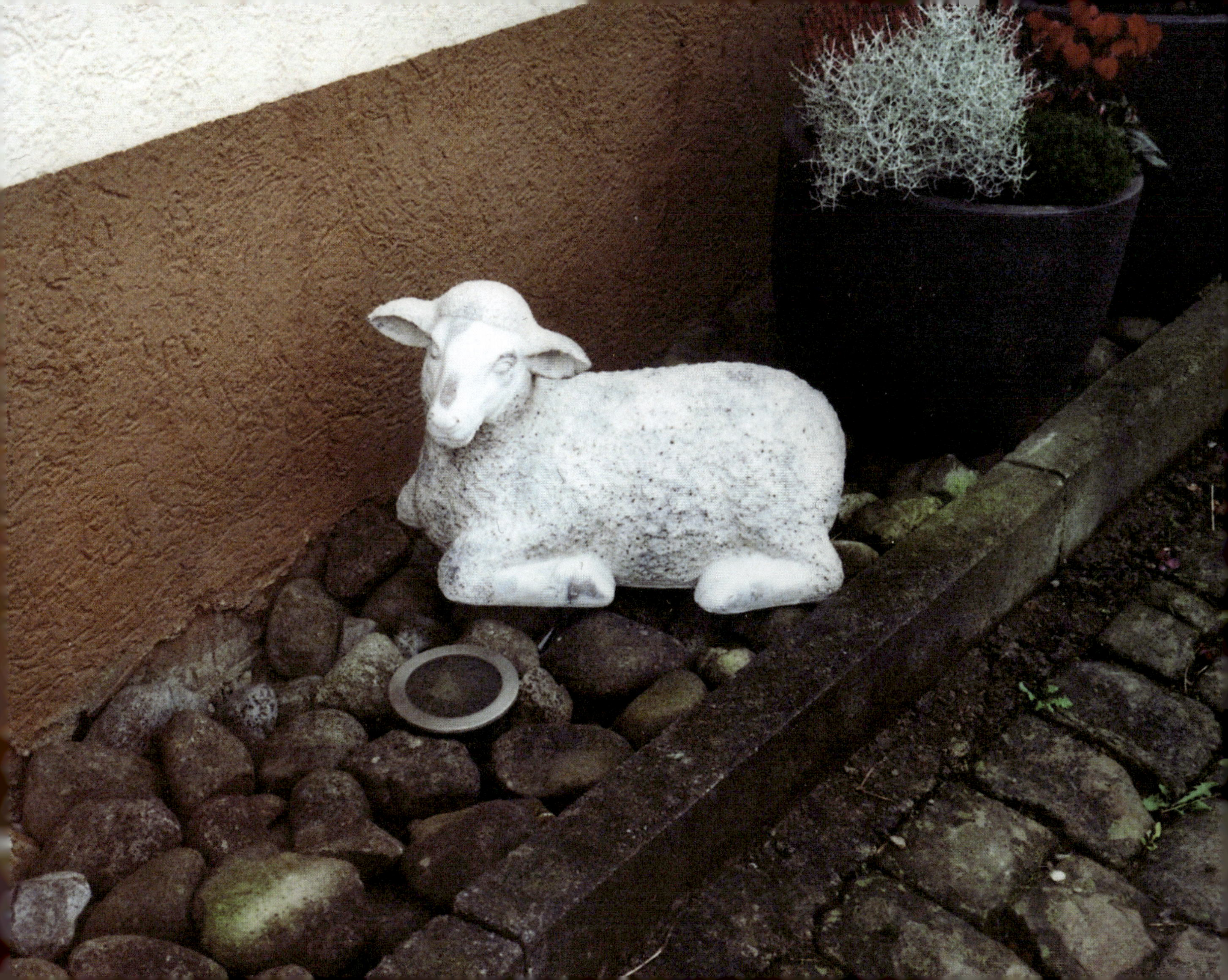

Asthma gehabt. Erst am Schluss wieder, da musste er viel inhalieren und war oft verschleimt. Aber er ist so was von friedlich gestorben. Er war samstags noch bei uns auf dem Hof, am 8. Juni, und saß unten und aß ein Stück Kuchen, und auf einmal...

Velten Hat er immer gerne gegessen?

Hespeler Ja. Kuchen war sein Ein und Alles. Er hat jeden Tag seinen Kuchen bekommen bei mir, das war Pflicht. Das wusste er schon. Und wenn er etwas mit dem Laufen hatte, sagte ich immer: „Zuerst wird etwas gearbeitet und dann bekommen Sie den Kuchen." Zuerst waren es Fleischkäsebrötchen, dann hat das nicht mehr funktioniert, da bin ich auf den Kuchen umgestiegen.

Velten Waren es Torten?

Hespeler Ja, richtige Torten.

Velten Haben Sie die gebacken oder gekauft?

Hespeler Die habe ich immer gebacken. Ich hatte jeden Tag einen anderen Kuchen. Ja, das war sein Ein und Alles. Er war samstags noch hier, am 8. Juni, und aß noch den Kuchen und trank etwas. Es war wunderbares Wetter. Und zwei Stunden später drehte er den Kopf nach oben und meine Tochter sagte zu mir: „Was hat der Herr Jens?" Ich sagte: „Da ging etwas im Kopf, da hat sich etwas getan. Ganz ruhig lassen." Ich dachte, er bekommt wieder einen epileptischen Anfall, weil er das ein halbes Jahr davor hatte. Ich ließ ihn nicht mehr aus den Augen, weil ich merkte, dass sich etwas verändert hatte. Ich habe gesagt: „Herr Jens, möchten Sie etwas zu trinken?" Da gab er keine Antwort mehr. Und dann hat er nur noch geschaut. Ich habe ihm etwas zu trinken gegeben, da trank er bloß noch ganz kleine Schlückchen. Abends habe ich zu meiner Tochter und zu meiner Mutter gesagt: „Ich lade diesen Mann jetzt ins Auto. Dem Mann geht es nicht gut, da stimmt etwas nicht. Der hat wie eine Art Schlaganfall." Dann fuhr ich nach Tübingen runter.

Velten Mit ihm?

Hespeler Mit ihm in meinem Auto nach Tübingen. Ich merkte, dass er kaum das Gleichgewicht halten konnte. Er saß ja immer bei mir vorne. Ich sagte zur Frau Jens: „Ihrem Mann geht es nicht gut, ich glaube, er hatte eine Art Schlaganfall. Da hat sich irgendetwas im Kopf verändert, da stimmt etwas nicht." Ich habe ihm etwas zu essen gegeben. Brot konnte er nicht mehr essen, weil er sich laufend verschluckte. Ich habe ihm einen Grießbrei gekocht. Er aß vier, fünf Löffel, und er war ziemlich matt. Und dann brachte ich ihn ins Bett. Er war ziemlich aufgelegen, schon seit drei Monaten.

Velten Wundgelegen?

Hespeler Aufgelegen. Richtige Löcher hatte er bereits. Aufgelegen.

Velten In der Haut?

Hespeler Ja, am Po hinten, richtige Löcher. Die habe ich versorgt. Ich habe jeden Tag die Wundbehandlung gemacht.

Velten Aber er hat ja nicht nur gelegen, er ist doch auch viel gelaufen?

Hespeler Trotzdem. Er war ins Krankenhaus gekommen, ein

halbes Jahr vorher, am 13. November, aufgrund einer Bronchitis. Da musste er Antibiotika nehmen und bekam einen Pilz. Sie gaben ihm ein Pilzmittel, aber dagegen war er immun. Und ich habe gefragt, ob er nicht einmal ein anderes nehmen könnte, weil ich denke, wenn man immer dasselbe Mittel gibt, funktioniert das irgendwann nicht mehr. Weil ich darauf bestanden habe, verschrieben sie ein anderes Mittel, da wurde es besser. Nach ein paar Tagen hat er wieder getrunken und war auch ganz vergnügt. Er lag drei Wochen im Krankenhaus, und man wusste nicht, ob er davonkommt…

Velten Und wie ging es weiter, mit der Wundbehandlung?

Hespeler Ja, an diesem Samstag, da machte ich noch seine Wundversorgung. Jeden Abend machte ich das, weil es so tief, so tief war. Eine Wunde war wie eine Kaffeetasse, so groß und richtig tief, mindestens vier Zentimeter tief, ein richtiges Loch.

Velten Wundes Fleisch?

Hespeler Ja. Ich habe ihn verarztet und ins Bett gebracht. Und dann habe ich zu meinem Freund, dem Alois, gesagt: „So, jetzt gehe ich noch weg. Ich muss mich abreagieren, sonst denke ich zu viel nach." Es war verkaufsoffener Samstagabend. Frau Jens meinte: „Sie können ruhig gehen, er schläft." Und ich sagte: „Mein Freund ist ja nebenan." Er war nebenan im Zimmer. Ich habe nochmal nach dem Herrn Jens geschaut, und alles war in Ordnung. Ich habe ihn aber nochmals geweckt und ihm etwas zu trinken gegeben. Und dann schlief er. Am Morgen habe ich gemerkt, er ist richtig lasch. Einfach lummelig. Ich habe Frau Jens gesagt: „Er hat heute so gut wie nichts gegessen, und als ich ihn ans Fenster gesetzt habe, da hatte er einen ganz starren Blick." Sonst schaute er immer hinaus nach den Vögeln, nach allem. „Ihrem Mann geht es wirklich nicht gut." Sie sagte: „Ach, Frau Hespeler, nehmen Sie es nicht so ernst, wenn er jetzt nichts isst. Morgen wird er vielleicht wieder essen." Und ich sagte: „Nein, also, ich traue der Sache nicht." Sie wusste genau, dass ich unheimlich an ihm hänge, und wollte vor mir nicht sagen, dass es wirklich – sie sah das auch – dem Ende zuging. Mittags machte ich ihn wieder frisch und probierte, ob er etwas essen würde. Und er hat ein bisschen gegessen, löffelweise. Um halb vier bin ich hinaufgefahren, heim, um fünf Uhr habe ich zu meiner Tochter gesagt: „Ich muss wieder hin, ich habe ein ganz schlechtes Gefühl." Sie sagte: „Ach, was du immer hast." Ich sagte: „Ich habe eine Unruhe, ich muss gehen." Ich fuhr wieder nach Tübingen und fragte meinen Freund: „Wie geht es ihm?" Er sagte: „Er hat geschlafen bis jetzt." Ich sagte: „Also, dann holen wir ihn jetzt raus und machen ihn frisch." Und wie ich die Bettdecke hochhob, da kam mir ein Wärmesturz entgegen, wie in einer Sauna. Ich dachte, Moment einmal, da stimmt etwas nicht. „Bring schnell ein Fieberthermometer."
Mein Freund sagte: „Er hat kein Fieber, er hat was anderes." Ich sagte: „Bring ein Fieberthermometer, da ist mir eine richtige Wärme entgegengekommen, der Mann ist todkrank."

Und dann haben wir Temperatur gemessen, und er hatte 40,5. Ich habe schnell Wadenwickel gemacht, alle halbe Stunde habe ich sie gewechselt. Und nach einer Stunde habe ich noch einmal gemessen: 39,5. Ich dachte, Gott sei Dank, es geht runter. Ich saß auf seinem Bett und dachte immer, Gott sei Dank geht es runter. Ich habe wieder Wadenwickel gemacht und den Nachbarn geholt, den Professor Berg, der sagte: „Das ist schon einmal ein gutes Zeichen, dass das Fieber runtergegangen ist." Und er sagte, dass wir am Abend nochmal messen sollten, gegen zehn Uhr. Ich hatte aber keine Ruhe. Das erste Mal habe ich um sechs gemessen, dann um halb sieben und um halb acht, da war die Temperatur auf 39. Um neun Uhr sagte mein Freund: „So, jetzt holen wir ihn nochmal raus und ziehen ihn frisch an." Wir haben ihn frisch angezogen und nochmal gemessen, und da waren es noch 38,9.

Velten War denn Frau Jens bei all diesen Dingen auch dabei?

Hespeler Nein, sie war nicht dabei, sie war an diesem Abend bei einer Veranstaltung von Schülern ihres Mannes. Ich habe das Bett noch schnell abgezogen, damit alles frisch war. Ich gab Herrn Jens zu trinken und sagte: „Herr Jens, geht es Ihnen besser?" „Ja." Das war das Einzige. „Ja." Mein Freund und ich schnappten ihn zu zweit, setzten ihn hinten auf das Bett und wollten ihn ein bisschen sitzen lassen, damit er Luft hatte. Ich hielt ihn am Arm, und auf einmal sagte ich: „Er atmet nicht mehr." Ich schaute ihn an, und er verdrehte die Augen, und ich sagte: „Der ist tot." Das waren meine Worte. Und dann: „Komm, wir legen ihn hin." Wir haben ihn hingelegt, und er zuckte noch einmal, und dann war es aus. Richtig friedlich hielt er meine Hand, er ist ganz friedlich gestorben. Für mich war es, als ob es mein eigener Vater wäre, oder noch mehr. Es war eine Erlösung, dass er so friedlich einschlafen durfte. Er hat kein bisschen gekämpft, kein bisschen. Wie ein Kind, wenn du es schaukelst zum Einschlafen, wunderbar...

Velten Und wie hat die Familie das dann aufgenommen?

Hespeler Wie er den letzten Atemzug genommen hatte, bin ich schnell raus aus dem Zimmer und wollte schauen, dass ich schnell Frau Jens und den Herrn Berg hole. In dem Moment schloss Frau Jens die Tür auf und ich sagte: „Frau Jens, kommen Sie, Ihr Mann ist gerade eben verstorben."

Velten Und?

Hespeler Sie hat damit gerechnet, meinte sie. Sie hat damit gerechnet, dass er stirbt.

Velten Ich würde mich freuen, wenn Sie mir noch die Tiere zeigen, die der Walter sehr gemocht hat.

Hespeler Die zeige ich Ihnen gern. Kommen Sie.

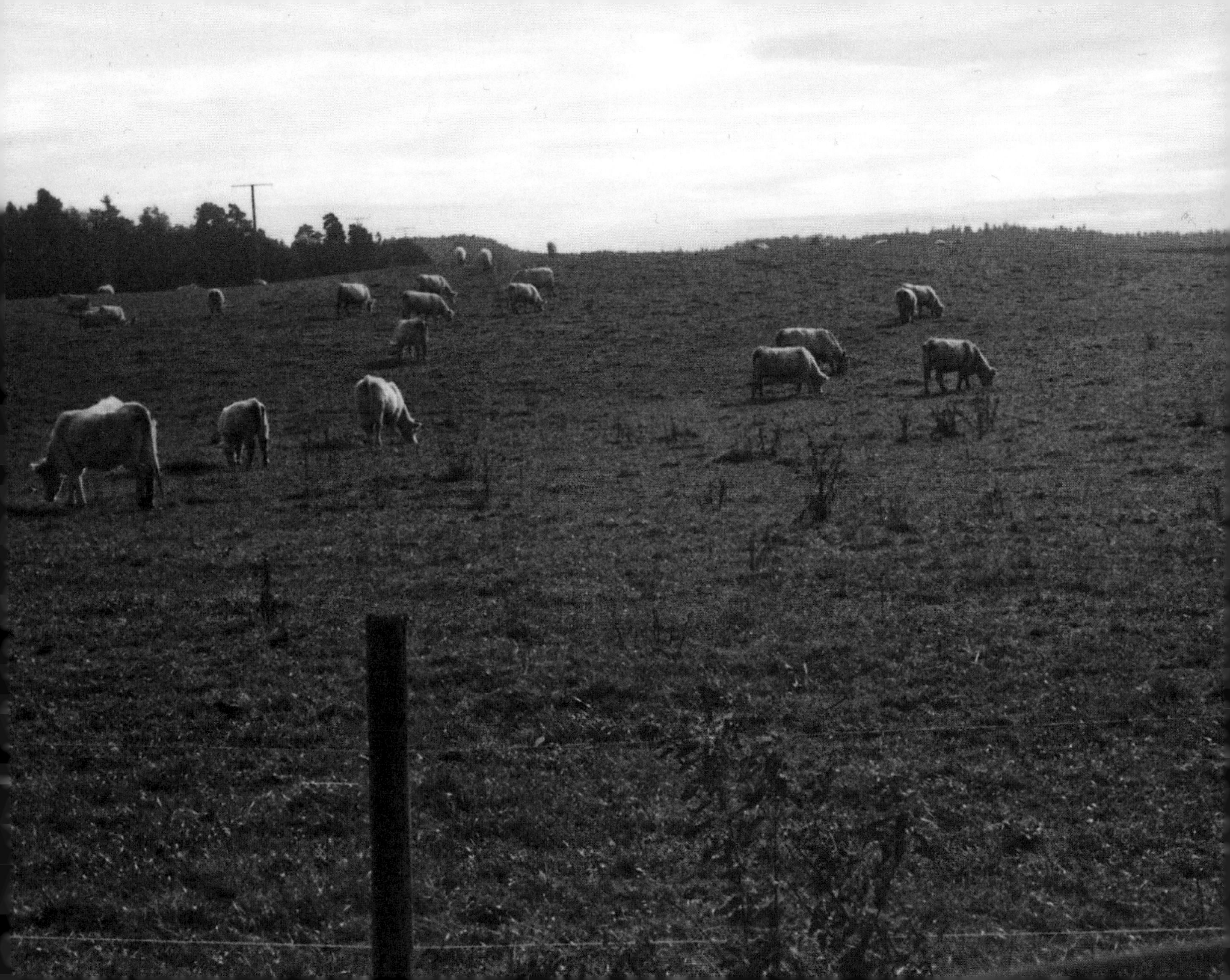

Autorinnen und Autoren

Konstantin Adamopoulos, geboren 1960 in Stuttgart, ist Kunsthistoriker, Kulturvermittler und Coach mit dem Schwerpunkt „Kunst und Unternehmen“. Seit 2005 leitet er als freiberuflicher Kurator das „Bronnbacher Stipendium – Kulturelle Kompetenz für künftige Führungskräfte“ des Kulturkreises der Deutschen Wirtschaft an der Universität Mannheim. Er forscht und unterrichtet als Dozent zum Thema Kunst und Gesellschaft.

Diana Bölle, Jahrgang 1960, machte ihre Ausbildung zur Frisörin in Freiburg und ihre Frisörmeisterausbildung in Lörrach. Von Anfang 2010 bis Mitte 2014 war sie selbständig als mobile Frisörin tätig.

Dorothea Gädeke, geboren in Freiburg, absolvierte eine Schauspielausbildung an der Folkwangschule Essen und der École de Théâtre Jacques Lecoq, Paris. 1980-2003 war sie Schauspielerin an verschiedenen Theatern und in Film- und TV-Produktionen. 2003-2006 ließ sie sich zur Atem-, Sprech- und Stimmlehrerin ausbilden. Sie arbeitet als Sprecherin, Stimmtherapeutin und Sprechtrainerin. (www.stimmhandlung.de)

Dagmar Habermann gründete 2006 die ALOHA-FREUnDE Freiburg. Gemeinsam entdecken sie die Musik und den Tanz des hawaiianischen Volkes, bewegen sich im Rhythmus von Hawaii und lauschen den Geschichten der Südsee. Dagmar Habermann leitet die Tanzgruppe Wahine-Hula Puamana und begleitet die Ohana der ALOHA-FREUnDE auf ihren Entdeckungsreisen.

Christoph Handwerk wurde 1974 in Reutlingen geboren. 1996-2000 studierte er an der Freien Hochschule der Christengemeinschaft und ließ sich zum Priester weihen. Nach Entsendungen nach Basel (2 Jahre) und Freiburg (11 Jahre) arbeitet er seit 2013 in Stuttgart.

Margit Hespeler, Jahrgang 1962, ist gelernte Hauswirtschaftlerin und Bäuerin mit eigenem Hof in Mähringen bei Tübingen. Sie betreute mehrere Jahre den an Demenz erkrankten Walter Jens.

Inge Jens, geboren 1927 in Hamburg, studierte Germanistik, Anglistik und Pädagogik mit Promotion 1953. Sie ist die Herausgeberin der Tagebücher Thomas Manns und Mitarbeiterin an zahlreichen weiteren kulturhistorischen Projekten. Seit 1951 war sie verheiratet mit Walter Jens, mit dem sie „Frau Thomas Mann“ (2003), „Katias Mutter“ (2005) und „Auf der Suche nach dem verlorenen Sohn“ (2008) schrieb. 2009 erschien ihr Buch „Unvollständige Erinnerungen“.

Bernhard Kraus, geboren 1953 in Karlsruhe, studierte Theologie und Pädagogik und war Pastoralreferent. Nach seiner Tätigkeit in der Jugendbildung wurde er Leiter des Seniorenreferates der Erzdiözese Freiburg. Bernhard Kraus ist ehrenamtlich im WOGE e.V. tätig.

Regina Kraus, geboren 1954 in Karlsruhe, absolvierte ein Lehramtsstudium in Germanistik, Pädagogik und Sport. Sie ist ehrenamtlich in der Erwachsenenbildung und Lebensberatung tätig und seit über 10 Jahren Vorstandsmitglied des WOGE e.V.

Walter von Lucadou, geboren 1945, studierte Physik und Psychologie in Freiburg und Berlin. Er war unter anderem wissenschaftlicher Assistent an der Abteilung für Psychologie und Grenzgebiete der Psychologie der Universität Freiburg und Gastprofessor am Parapsychologischen Laboratorium der Universität Utrecht. Seit 1989 leitet er die parapsychologische Beratungsstelle in Freiburg.

Rainer Marten, geb. 1928, ist emeritierter Professor für Philosophie an der Universität Freiburg. Er veröffentlichte zahlreiche Bücher, u.a.: „Der Logos der Dialektik" (1965), „Existieren, Wahrsein und Verstehen" (1972), „Der menschliche Tod" (1987), „Der menschliche Mensch" (1988), „Denkkunst" (1989), „Heidegger lesen" (1991), „Lebenskunst" (1993), „Menschliche Wahrheit" (2000), „Die Möglichkeit des Unmöglichen" (2006), „Maßlosigkeit" (2009), „Radikalität des Geistes: Heidegger – Paulus – Proust" (2012), „Endlichkeit" (2013).

Charlotte Müller, geboren 1981, wuchs in Heersum bei Hildesheim auf. Sie studierte Schauspiel an der Folkwang Universität der Künste in Bochum. 2005 engagierte Claus Peymann sie ans Berliner Ensemble, 2008 wechselte sie an das Stadttheater Freiburg unter Barbara Mundel. Seit 2014 ist Charlotte Müller freischaffende Schauspielerin.

Karl-Heinz Müller, geboren 1955 in Lörrach, legte nach einer Banklehre die freiwillige Befähigungsprüfung zum Bestatter ab und übernahm die Geschäftsführung des elterlichen Bestattungsunternehmens in Freiburg.

Boris Nikitin, geboren 1979 in Basel, studierte Angewandte Theaterwissenschaft in Gießen. Als Theaterregisseur und Autor erarbeitet er Projekte, die sich an den Grenzen zwischen Illusionstheater und Performance bewegen, u.a. an der Kaserne Basel, dem HAU Berlin, der Gessnerallee Zürich, dem Theater Freiburg, dem Schauspielhaus Graz oder für die Ruhrtriennale. Seit 2013 kuratiert er die Basler Dokumentartage „It's The Real Thing". (www.borisnikitin.ch)

Manfred Seiler, geboren 1961 in Worms, studierte Visuelle Kommunikation mit Schwerpunkt Film und Fernsehen an der Kunsthochschule Kassel; bei seinem Erstlingsfilm führte Till Velten die Kamera. Ab 1992 war er tätig im Bereich Recherche und Stoffentwicklung für das Fernsehen. 2000 begann er das Studium der Sozialen Arbeit und ist seitdem in der stationären Kinder- und Jugendhilfe tätig. 2007 begann seine Zusammenarbeit als künstlerischer Berater und Konzeptentwickler mit Till Velten. Manfred Seiler arbeitet als Sozialarbeiter und Berater von Kunst- und Ausstellungsprojekten.

Willi Stütz, geboren 1964 in Bruchsal, arbeitete nach einer Ausbildung zum Altenpfleger als Pflegedienstleiter und war 19 Jahre Leiter in einer Einrichtung der stationären Altenpflege in Heidelberg. Nach Abschluss des berufsbegleitenden Studiums der Betriebswirtschaft im Gesundheitswesen ist er seit 2012 Key Account Manager im Elektrogroßhandel der Alexander Bürkle GmbH & Co. KG, wo er Großkunden bei der Ausstattung von Krankenhäusern und Pflegeeinrichtungen berät.

Till Velten, geboren 1961 in Wuppertal, studierte an der Düsseldorfer Akademie bei Gerhard Richter und Fritz Schwegler Kunst und später in Stuttgart Philosophie. Es folgten zahlreiche Einzelausstellungen, Publikationen und Lehraufträge an Hochschulen. Seit 2001 ist ein Schwerpunkt seiner Arbeit, in Gesprächen die Erfahrungswelten höchst unterschiedlicher Menschen zur Sprache zu bringen und diese in komplexen Installationen hör- und sichtbar zu machen. Till Velten lebt in Freiburg und Basel. (www.till-velten.de)

Jutta Wangemann, geboren 1971 in Freiburg, studierte Klassische Philologie und Germanistik in Freiburg und Rom. Als Dramaturgin und Kuratorin arbeitete sie 2001-2006 an der Volksbühne am Rosa-Luxemburg-Platz Berlin, dann u.a. für das HAU Berlin, das Helsinki-Festival und das Gorki Theater Berlin. Sie unterrichtete an den Theaterhochschulen Kopenhagen, Leipzig und Helsinki. Seit 2010 ist sie Dramaturgin am Theater Freiburg, 2013-14 auch als Jurymitglied und in der Leitung des Festivals „Politik im Freien Theater“.

Gefördert durch die Stiftung Kunstfonds mit Mitteln der VG Bild-Kunst
(Publikation) und die Heiliggeistspitalstiftung (Projekt)

STIFTUNGKUNSTFONDS

Heiliggeistspitalstiftung Freiburg

„Sprechen über Demenz" von Till Velten ist ein
künstlerisches Forschungsprojekt des Theater Freiburg
in Zusammenarbeit mit dem WOGE e.V.
Zum Projekt erscheint bei der edition fink, Zürich,
eine Künstleredition von Till Velten.
www.theater.freiburg.de
www.wogevauban.de
www.editionfink.ch

Künstlerische Mitarbeit: Manfred Seiler
Buchredaktion: Ina Schott, Manfred Seiler, Jutta Wangemann
Transkriptionen: Judit Maier und Ina Schott
Fotos: Till Velten, Dominic Schwarz und Autoren
Umschlagfoto: BONY/TheReportage.com
Buchgestaltung und Satz: Katja Pfleger
Herstellung: Graspo CZ, Zlín

Till Velten bedankt sich sehr bei allen am Projekt Beteiligten.

www.herder.de

Printed in the Czech Republic

ISBN 978-3-451-33384-2